OPIOLOGIA
OV
Traicté concernant le naturel, proprietés, vraye preparation, & seur vsage de l'Opium:

Pour le soulagement de maints malades, qui sont trauaillés d'extremes douleurs internes, languissants, priués du naturel repos, & qui ne trouuent guerison, ny allegement en nul autre espece de remedes.

PAR

Angelus Sala Vincentinus Venetus.

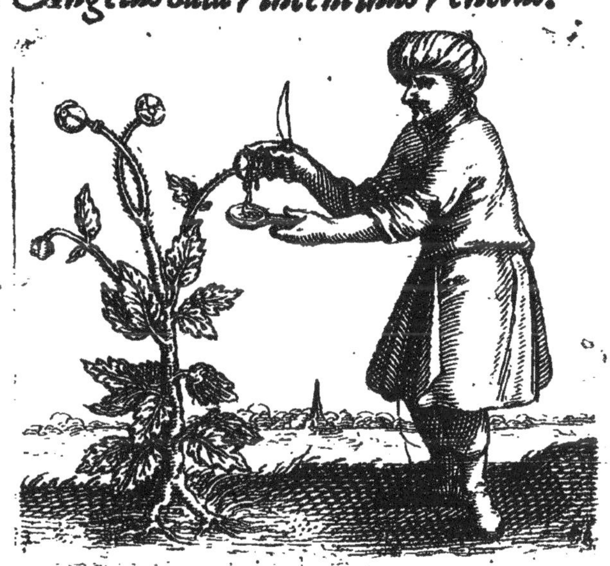

Psalm 145. vers. 10.
Confiteantur tibi Domine omnia opera tua, & sancti tui benedicent tibi.

Imprimé à la Haye chez Hillebrant Iacobssz.
Anno 1614.

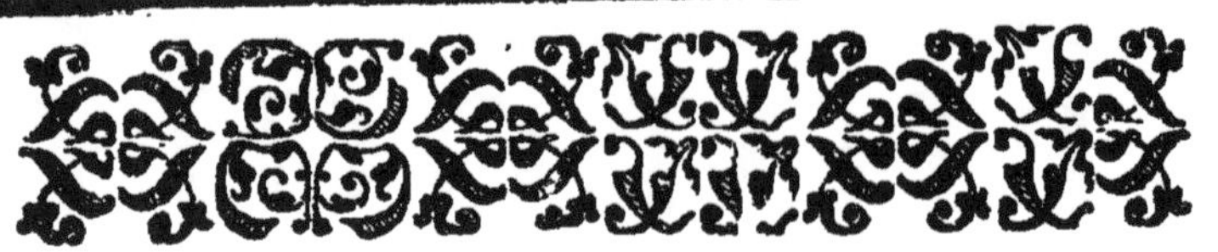

AVX ILLVSTRES HAVLTS ET PVISSANTS

Seigneurs, Mes Seigneurs les Estats Generaulx des Provinces vnies du Pays bas.

Soit dedié en signe d'humble obeissance:

Le present Traicté, intitulé Opiologia, concernant le naturel, proprietés, vraye preparation, & seur vsage de l'Opium, au benefice & salut des corps humains.

PAR

Angelus Sala Vincentinus Venetus.

Ce 20. Feburier 1614.

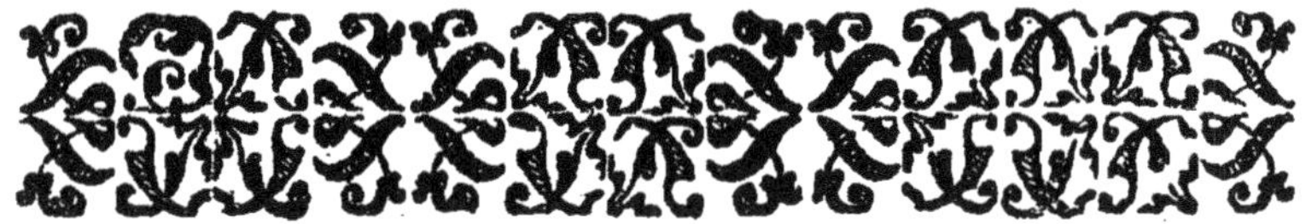

In Opiologiam D. Angeli Salæ &c.

Illa Opij obstrusim detenta Scientia, praxis,
Vis varij effectus, delituere diu,
Hic timet admixtum, fortè alter abutitur, ille
Vel leviter Sacrum præparat Anodynum:
Hinc patitur genus humanũ, pulchra Ars latet omnis
Grassatur passim corpore dira lues,
Dira lues frænanda Opio, sananda Opiatis,
At Sala pulchrum Opio (credite) pandit iter.

Andreas Honterus.

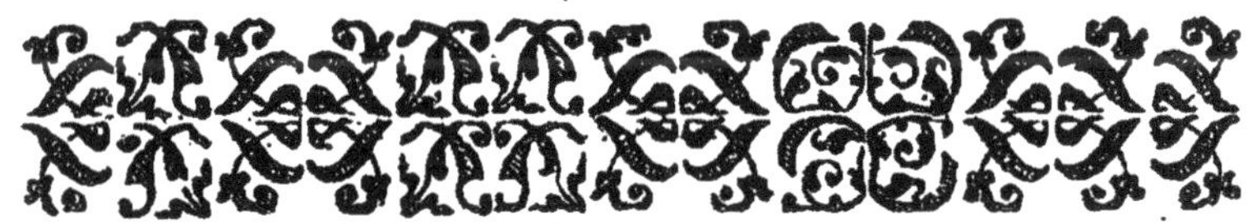

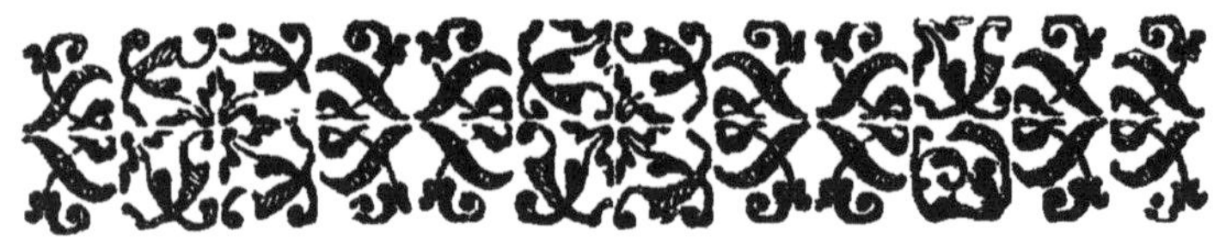

AV LECTEVR.

BENIN LECTEVR, Ie n'ay doubte aucune, que ayant mis ce mien petit Livret en lumiere, que l'on ne trouue quelques vns, lesquels incontinent se prendront à dire; Qu'est cecy que Sala, faisant du maistre, nous veut enseigner que cest que l'Opium, & comment d'iceluy on en prepare vn excellent medicament appellé Landane, qui fait cesser toutes douleurs internes des corps humains, esteindre les grãdes ardeurs fieburiles, arrester tout flux de ventre, & provocquer le someil aux malades &c? Ne sont ce point deux choses: L'vne qui a esté desia par divers siecles escrite, & bien digerée par maints grands Medecins anciens, & l'autre qui nous a esté revelee par aucuns Medecins modernes, & que par tant nous n'avons point besoing d'ouyr

 sa leçon,

ſa leçon, dont il euſſe mieux fait de ſe deporter de ſon vain labeur. Aux quels en premier lieu (touchant le naturel de l'Opium) je leur reſpond en demandãt; Quel fut jamais le medecin ancien, lequel eſcrivit & declaira, en telle forme du naturel & vſage de ce medicament, & rendit ſes ſentences ſi infaillibles & evangeliques, qu'il n'y reſta nul vray ſubject de les pouuoir contreroller, & y adjoindre ou diminuer en quelque partye que ce ſoit ? Certes ils ſeront bien empeſchez de me nommer vn tel Autheur : Car ſi ainſi eſtoit, pourquoy dõcques vouldroit-on diſputer ſi ſouuent dedans les Academies, & es conſultatiõs particulieres des medecins, concernant le naturel de l'Opium, & de ſon vſage: comme l'on fait ? Ne ſeroit ce pas vn indice de vaine curioſité, pluſtoſt que de ſolide prudence, de vouloir diſputer contre vne doctrine, qui fuſt reduite en neceſſaires maximes comme eſt dit? L'vſage de l'Opium donques, eſt encore ambigu parmy la plus grand part des medecins. Or pendant qu'il eſt ainſi, s'il eſt permis, & n'eſt point tenu pour vain à autruy d'en diſputer & conjecturer en maintes manieres, outre le dire des anciens; Ce n'eſt pas vanité à moy d'en dire auſſi mõ advis, ſelon les termes de raiſon, concordants à l'authorité des Sages autant anciens que modernes, & ſelon les propres obſervations qu'en ay colligées, pour l'inſtruction de ceux qui en pourroyent avoir beſoing, & en tirer quelque profit & adreſſe. Car ce n'eſt point ma profeſſion de vouloir en ce particulier, ny en autres apprendre à ceux qui deſia ſçavent. Secondement quand à ce que divers medecins modernes ont fait mention, concernant la preparation chymique de l'Opium en vn medicament appellée Laudane, je ne le nye point: ains je me ſers en partie des leur authorité & teſtifications, comme l'on pourra voir cy pres: Mais que pour cela, le Laudane & ſon vſage ſoit vne choſe commune & vulgaire, le monde entier peut rẽdre teſmoingnage du contraire. Car c'eſt plus que certain, que de chaſque centeinne de Docteurs en medecine, practiquants en l'Europe, que l'on en trouuera à grand peine cinquante, qui daignent lire tant ſeulement les livres de Paracelſus, ou des autres Spagyriens, qui ont escrit du Laudane, tant s'en faut que la chose mesme leur soit familiere & vulgaire. Entre ces cinquante, difficilement on en trouuera vingt qui s'en servent. Entre ces vingts, ce sera chose rare, d'en trouuer dix, qui le sçavent preparer de leurs mains propres. Et entre ces dix, pour vne chose rare & notable, on le peut tenir, si l'on en trouue trois tant seulemẽt, qui osent librement, en publier, manifester les vertus, & le proposer librement és consultations, au benefice des malades, & le maintenir pour tel qu'il merite d'estre. Ie m'asseure quoy que icy en la Haye quasi tous nos Medecins, l'ont quelque fois en vsage, que toutefois, l'on pourroit aller en cent autres villes de l'Europe, ou les Medecins ne s'en servent, ny en font nulle mention, non plus que d'vne chose du tout estrangere, incognüe, & hors d'usage de la medecine. Si nous venons puis à l'examen populaire, je suis certain que en ce mesme lieu icy (nonobstãt ce que dess⁹ est dit) que entre mille hommes & femmes, qui cognoissent le nom, & l'vsage du Theriaque, Methridat, & autres compositions medicinales ordinaires, pour s'en pouuoir

prevalloir

prevalloir en leur besoin & necessités, estants malades, que l'on n'en trouuera point vne vingtaine, qui ayent en leur vie ouyr parler du Laudane, aux quels appartiendroit aussi biẽ de le savoir, cõme ces choses cy nõmées: Que sert donques, que Iaques, Martins, François &c. sachẽt que c'est le Laudane & son vsage, & que tãt de milliers de personnes n'en sachent nouuelle aucune, & que maints d'entre eux languissent, & se pasment d'extremes douleurs & veilles jusques à la mort, ne trouuant allegement en nul autre remede qu'en cestuy cy, sans qu'ils soyent secourus par le moyen de ce pretieux Arcane. Or posons dõques le cas, que ce miẽ Traicté ne serve d'autre chose, que simplement d'amplifier le nõ du Laudane parmy maintes personnes, afin de leur donner subject, que en temps d'opportunité, ils le recherchent & en demandent à leurs Medecins, ou autres qui le possedent, pour estre assistés d'ayde contre divers dangereux accidents, lesquels par nul autre remede, ne peuvent estre si tost, si seurement, & si facilement domptés; si est-ce qu'en cecy seulement, l'on auroit occasion de recognoistre mon labeur vtile. Mais

 le profit

le profit que cest escrit peut d'avantage produire à maintes personnes qui le liront de ce qu'est dit, le discret Lecteur le pourra voir & recognoistre. Au reste ainsi que le commun proverbe dit : Qui a la gorge pleine de fiel, ne peut cracher doux : pareillement ceux qui sont remplis de leurs propres passions, cuidãs entre eux seuls touts sages, ne peuuent jamais bien dire, & priser le labeur ou sçavoir d'autruy. Voyla parquoy cecy, ny autres semblables obstacles, ne doibvent, ny peuuent empescher, la bonne volonté & affection de celuy, qui desire d'advancer son art, à la gloire de Dieu, au benefice de son prochain, & à sa propre joye & contentement.

Si les medicamẽts chymiques en general, sont vehements & dangereux plus que ne sont les medicaments ordinaires, & que par tant il n'en faille point vser qu'és maladies extremes, comme aucuns donnent à entendre.

L'On trouue quelques Medecins au monde (j'entend de ceux qui n'ont cognoissance de l'art chymique) aux quels

quels estant par leurs malades, ou autre personne demandé, en quelle estime ils tiennent, ou qu'est ce qu'ils jugent de l'vsage des medicaments chymiques en general, (que ne les voulants point blasmer totallement, comme l'on a faict il ny a gueres d'années) incontinant respondant, ils disent que ce sont des remedes aucunement bons : mais que toutefois ils sont plus vehements, & dangereux en leurs operatiõs, que les remedes ordinaires ne sont, & que par tant l'on ne s'en doibt servir qu'ès extremes maladies. Devant donques que de commencer à parler de l'Opium, & puis de sa preparation chymique (pour purger les medicaments chymiques, & ceux qui avec raison s'en servent, de ce blasme & soupçõ) cest la cause pourquoy, i'ay prins à resoudre ceste question ainsi. Premierement, en la response que font ces messieurs à l'interrogation susdite, nous les descouurons estre dignes de censure en deux poincts principaux, qui causent que leur consequence, demeure insipide & de nulle vigueur. Le premier point est, en ce qu'ils jugent des choses qu'ils ne cognoissent point, non que d'en avoir

exacte

exacte experience, combien que par quelque vaine conjecture, ou mal fondé rapport d'autruy ils en veulent parler. Le second point est, que ne faisants point distinction, du general au particulier, ils condamnent tout les medicaments chymiques pour estre tels que dessus est dit. Or laissant de redarguer plus oultre le premier de ces deux points, puis qu'il porte son amende auec soy mesme devant toutes personnes du monde, & suivant à confuter le second: Ie dy qu'ils imputent vehemence, & rudesse à tort aux medicaments chymiques; veu que soubs ce nom de general, ilz ne condamnent pas seulement les grands vomitoires & cathartiques d'Antimoine & Mercure: mais toute autre espece de vomitoires, mediocres & benins, toute espece des Purgatifs ou dejectoires vegetaux, commencents des plus grands jusques aux plus petits, scavoir est, du Scammonée jusques à la Rose & à l'Aloe, comme aussi toute autre section ou classe des medicaments, Diaphoretiques, Diuretiques, Vulneraires, Bezoardiques, Cordiaux, Anodyns, Sõniferes, Roborrants,

Specifiques

Specifiques appropriés à diverſes parties du corps, reſiſtants aux maladies en diverſes manieres, & finalement toutes autre ſorte de medicaments ſalubres & neceſſaires pour la medecine, deſquels ſe ſervent generalement auſſi bien les Medecins Spagyriens, que les Medecins ordinaires : quoy qu'ils different en la maniere de les compoſer & preparer. Voyla pourquoy s'ils vouloyent dire quelque choſe touchant la vehemence, que pourroit avoir quelque medicamẽt chymique, ils devroyent changer ceſte enuntiation generale en vne particuliere & dire : *Entre les Medicaments chymiques il y en a quelques vns qui ſont vehements*, & non pas abſolument & generalement ; *Les Medicaments chymiques ſont vehements* : ce que faiſant nous leurs baillerions droit, & quant & quant les ammenerions à confeſſer, que non ſeulement nous avons quelques medecines vehementes, & rudes, mais eux auſſi en ont bien entre les leurs : ce qu'ilz ne peuuent en nulle maniere nier. Eſtant puis venus d'accord juſques icy, comme il nous le fault neceſſairement eſtre, eux

voulant

voulant passer plus oultre en l'acusation susdite, il fauldroit qu'ils nous peussent prouuer, que les medicaments vehemẽts chymiques, fussent plus rudes & dangereux, que les medicaments vehements ordinaires ne sont, & que les benins & non alterants medicaments ordinaires, estant preparès chymiquement, qu'ils deviennent plus dangereux, qu'ils n'estoyent auparavant, ce n'est point en leur puissance. Car en premier lieu touchant aux medicaments vehements chymiques, comme seroit l'Antimoine & le Mercure vomitifs ; il n'y a nulle doubte entre les Medecins sçavants, (outre que l'experience aussi nous le fait voir) que les accomparant aux vomitoires vehements, qu'ont institués les anciens en la medecine, comme sont les Ellebore blanc, Tythimales, Cataputia, & autres semblables : c'est vne chose certaine, qu'ils seront trouués si benins, & faciles en leurs operations, au respect de ceux cy, comme sont benins, le Sene, & le Rheubarbe, au respect du Scammonee, Colocynthe, & autres purgatifs vehements & alteratifs. Et puis s'ils disoyent, qu'ils ne se

servent

ſervent point de l'Ellebore blanc, ny des Tythimales, à cauſe de leurs proprietès venimeuſes, & pource que on les trouue dangereux en leurs operations: c'eſt là où ie deſire de les avoir : car ilz ne pourront point faire apparoiſtre, que l'Antimoine & le Mercure bien preparez, cauſent les Symptomes dedans les corps, que ceux cy cauſent. Or ſ'ils eſtiment eſtre vne choſe raiſonnable, de diminuer en cela, les inſtitutions des anciens medecins, excluant l'vſage des medicaments qu'ilz voyent eſtre dangereux: d'autre part auſſi plus raiſonnable nous trouuons eſtre en obſervant le but desdites inſtitutions, de retrencher l'vſage des choſes mauuaiſes, & en leurs places y en rapporter ou ayder de bonnes. Icy ilz pourroyent dire mal à propos, en ce qui cōcerne ceſte diſpute, que l'vſage de faire vomir les malades eſt fort dangereux, & qu'il ne ſ'en faul-droit point ſervir avec nul remede quelconque &c. Ayant ſuffiſamment reſpōdu à ceſte objection, & prouué le contraire en mon Traicté intitulé Emetologia, concernant le naturel & vſage des vomitoires : il n'eſt pas beſoing que ie

le rele repete en ceſt endroit. Si apres voulant ces Meſſieurs perſiſter en leur opinion, diſoyent, que l'Antimoine, & le Mercure ne ſont point medicaments ſi privés dés qualités malignes comme je dy: ains qu'ilz s'attachẽt aux entrailles, & laiſſent quelque infection occulte dedans le ſang, ou les humeurs, laquelle par longueur de temps ſe vient à manifeſter (ce qu'aucuns, cuidants par ce moyen d'attirer l'affection de gents à leurs fantaſie) ont accouſtumé de dire; l'on rembarre ceſte vaine opinion, leur reſpondant, qu'on leur peut faire voir en effect, quant ilz veulent, que la plus grand part des perſonnes, qui prennent l'Antimoine ou le Mercure preparé, les evacuent ou jettent hors dedans le vaſe où qu'ilz vomiſſent, tout au commencement qu'ilz font leurs operations, ou bien l'evacuent par en bas, ce que l'on a veu ſouuent dedans les excrements: ſecondement qu'eſtãt choſes metaliques & fixes, que l'eſtomac ne les peut digerer & rendre en chyle, s'enſuit conſequement, qu'ilz ne peuuent s'entremeſler parmy le ſang & autres ſubſtances du corps, ce que peuuent bien faire toutes

autres

autres eſpeces de medicaments vegetaux & animaux, à cauſe de la ſymbolization qu'ils ont avec leſdites ſubſtances, & que l'eſtomac les peut reduire en chyle ; qui eſt la cauſe auſſi que les venins des Plantes malignes, & des Serpents ou autres Animaux venimeux, ſõt plus actifs, ſoudains, & penetrants, que l'Arſſenic meſme, ou le Realgar mineral. Ie pourroy produire vn grand nombre d'autres raiſons, pour demonſtrer que les medicaments vehements chymiques, comme principalement les deux ſuſnommés, contre leſquels on fait particulierement la guerre, ſont plus benins, que les medicaments vehements vomitifs des anciens, voire plus ſeurs, que toute autre eſpece des vomitoires inferieurs à l'Ellebore & les autres cy deſſus nõmés : mais pour éviter trop long diſcours, cecy ſuffira. Maintenant venons à reſoudre : Si les medicaments ordinaires qui ſont de naturel benin, & ſans nulle faculté nuiſible, eſtãts preparés, chymico more, deviennent vehements & dangereux, changeants leur bon naturel en vn mauvais. Ayant donques commencé noſtre diſcours, ſur le genre des medicaments

 purgatifs,

purgatifs, comme ceux qui ſont en plus frequent vſage en la plus grand part des maladies, que ne ſont les autres : nous nous contenterons de le parachever par leur exẽple, ce qui ſervira pour deffence generale des diaphoretiques, divretiques Alexitaires &c. deſquels les chymiques vſent. Ores pour confuter ceſte opinion: La raiſon premierement veut que chaque medicament en general, lequel eſt deſpouillé de ſa terreſtrité & feculence, rendu pur, net, & bien digeré moyenant le feu; que par conſequent il eſt moins mauuais, moins dangereux & nuiſible, comme auſſi il doibt eſtre plus apte à operer *Cito, tuto & iucundè*, ainſi que les ſages Medecins le deſirent; que n'eſt, & que ne peut faire vn autre medicament crud ou mal preparé, terreſtre & impur: La cauſe eſt, que au lieu que ce dernier nommé eſtant dedans l'eſtomac d'vn malade; nature eſtant deſia empechée contre la maladie, viẽt à eſtre d'avantage oppreſsée & fatiguée pour le cuire, & en ſeparer le pur de l'impur, devant qu'elle en puiſſe recevoir aucune ayde: Au contraire, l'autre medicament qui eſt deſia par l'art rendu net, bien cuit, & ſubtil,

tout

tout auſſi toſt qu'il arrive dedãs le corps, commence doucement à ſe diſſoudre & dillater, eſtant agité tant ſoit peu de la chaleur naturelle,& ayde nature, ſans y donner alteration, operant avec elle cõme vn ſien bon amy,ou que l'autre bien ſouuent, par les accidents ſuſdits, la travaille & fatigue comme vn Tyran. En outre nous fault conſiderer qu'eſtant le medicament chymique pur & net comme eſt dit, il ne laiſſe point de reſidence ou corruption dedans les parties du corps, comme l'autre peut faire. Que ſi autrement on veut nier ces raiſons, y objectant, que les medicaments chymiques, eſtant ſubtils & purs, peuuent irriter nature, & eſmouvoir le corps trop ſoudainement, plus que ne font les autres medicaments, ce que aucũs ont accouſtumé de dire. Nous reſpondons,que quoy que entre les medicaments chymiques, nous y avons des ſubtiles huiles diſtilees, des eſſences de vin ou d'autres vegetaux, & diverſes liqueurs grandemẽt ſubtiles & ſubitemẽt penetrantes, ce que nous voulons recognoiſtre, ſi eſt-ce qu'il y a des maladies ou tels remedes y ſont non ſeulement

 convena-

convenables ains neceſſaires, & que en icelles, nulle autre liqueur craſſe, feculẽte & groſſiere y peut donner ſecours ou gueriſon, & partant ilz ne les fault point condamner pour dangereux : mais pluſtoſt les recognoiſtre pour ſalutaires ſi on en vſe bien, lequel eſgard eſt requis, en tout autre eſpece de medicament. Mais ſoubs ceux cy l'on ne doit pas pour tant comprendre les autres medicamẽts chymiques & les proclamer pour tels: Car venant aux extraicts purgatifs, nous voyons qu'ilz ne ſont point ſi ſubtils & penetrants comme les huiles, eſtant eſpés en forme de ſape ou ſuc condenſé, privez de tout ſubtil eſprit irritant & penetrant, & que on ne les appelle point ſubtils à cauſe de leur vertu penetrative, mais pluſtoſt à cauſe qu'ilz ſe reſoluent és liqueurs promptement, pluſtoſt que les choſes deſquelles ils ſont extraicts, dont en nulle maniere on ne les peut appeller irritatifs. L'experiẽce puis nous fait voir, que eſtant adminiſtré l'extraict de Mechoacã, de Rheubarbe, ou de Sene, (qui ſont choſes benignes de leur naturel) qu'ilz ſe monſtrent en leurs operations encores plus benins, que quant on admi-

administre les choses mesmes entieres ou grossement preparées. Mais que dirons nous d'avantage? ne voyons nous point que l'Art chymique rend la Colocynthe, & le Sammonée, qui sont des purgatifs venimeux & pleins d'acrimonie, si benins que estants preparez chymiquement ilz deviennent si clements en leurs operations, que l'on s'en peut servir librement comme du Rheubarbe, ayant toutefois esgard d'en vser pour purger les humeurs lors qu'ilz sont propres? Notament le Scammonee on en peut bailler jusques à vingt grains par fois aux gents robustes, parmy du succre rosat, ou autres conserves: lequel purge & faict bien son devoir, sans causer la moindre douleur, ou perturbation, ou inflammation dedans les visceres, cõme autrement elle a accoustumé de faire. C'est vne maxime que non seulement le Scammonee, mais tout autre purgatif venimeux & vehement, comme les Ellebores & les Tythimales mesmes, perdent leur faculté maligne & leur accrimonie, & deviennent par le moyen de cest art benins, seurs, & playsants pour s'en pouvoir servir és maladies ou ils sont requis ſans nul danger. Et ce ne ſont point des vaines conjectures ce que j'en dy, car je le puis, & auſſi le peuuent centeines de perſonnes doctes & ſages en la medecine faire apparoiſtre. Cecy ay voulu dire pour deffence des medicaments chymiques contre le ſuſdit blaſme : N'entendent pas pour cela de vouloir blaſmer & vilipender les medicaments ordinaires, deſquels le monde s'eſt ſervi tant de ſiecles & encores s'en ſert : Car les vns & les autres peuuent eſtre trouuez bons & mauuais ſelon la diverſité de leur vſage : Toutefois en toutes les parties que nous pouuons illuſtrer & melliorer l'art de la medecine au profit des malades, nous le debuons faire, ſans eſtre pouſsés par nos paſſions, à condamner les choſes modernement inventées en icelle pour hereſies, devant que de les avoir bien examinées.

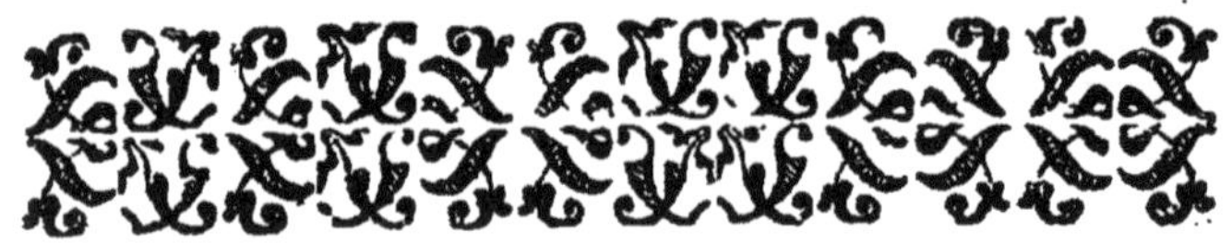

OPIOLOGIA.

CHAP. I.

Concernant le naturel & les vertus de l'Opium, selon l'advis des Medecins anciens.

L'Opium ainsi que testifiẽt les Medecins anciens, & confirment les modernes, est vne larme ou liqueur visqueuse, laquelle on faict sortir des testes du Papaver blanc, ou noir, en certaine saison de l'annee, par le moyen d'vne incision qu'on fait en la premiere escorce d'icelles, ainsi que Dioscoride tesmoigne en son 4. Livre des simples chap. 60. Laquelle larme estant puis apres condensee comme il demonstre, on la garde pour s'en servir au besoing : ce que cy apres par le recit de l'Histoire de Pierre Bellon, concernant ce suc, je donneray plus amplement à entendre. Le bon Opium selon Dioscoride, & les autres Medecins anciens est

 pesant,

pesant,massif,& amer au goust,& prov ‸qué à dormir en le flairant: Il se resout aysemement en l'eau,estant lissé & blanc: & n'est ny aspre, ny plein de grumes. En le coulãt il ne se tient cõme cire,& ne se fond au Soleil: & estant allumé,il ne jette point vne flãme noire,& estãt esteint maintient tousiours son odeur. L'Opium se sophistique avec Glaucium, gomme, ou jus de laictue sauuage : mais on cognoit celuy qui est sophistiqué avec Glaucium,en ce qu'il devient jaulne quand on le demesle. Et si la brouillerie est faite avec jus de laictue sauuage, il est plus aspre, & n'a qu'vne odeur bien petite: Mais s'il y a de la gomme il sera luysant,& imbecille en ses operations. L'Opium prins ainsi crud à la grandeur d'vn Orobe, appaise toutes douleurs, ayde à la digestion,& est bon à la toux,& aux defluxions qui tombent en l'estomac: Il est singulier aux douleurs de la teste en s'en frottant le front avec huile rosat : instillé és oreilles avec huile d'amandes, myrrhe & saffran,guerit les douleurs d'icelles appliqué avec vn moyeu d'œuf dur & cuit soubs la cendre. Il sert grandement aux inflammations des yeux, & avec vinaigre est bon contre le feu Saint Antoine, estant propre à guerir playes. Avec saffran & laict de femme, il est singulier aux Podagres: Le meslãt parmy les suppositoires provocque à dormir. Diagoras, Ætius, Mnesidemus improuuoyẽt l'vsage de l'Opium, és maladies susnommees, à cause de sa vertu stupefactive; ce que ce que Dioſcoride, voulãt en aſſeurer l'vſage, defend contre eux , diſant que leur opinion eſt fauſſe. Car les proprietés de l'Opium font paroiſtre le contraire. Toutefois puis en vn autre endroit , il recognoit que quand on en vſe en trop grande quantité , il peut grandement nuire , faiſant tomber la perſonne en lethargie,& en fin mourir: ce qu'auſsi il confirme d'avantage au livre ſixieſme traictant des Poiſons,& leurs remedes,au chapitre 17. où il raconte les Symptomes qu'il cauſe és corps hnmains , qui en ont par trop mangé. Nicander , & Ætius en eſcrivent auſsi touchant ſes nuiſances: De meſme Galien en ſon 2.& 3. Livre de Comp. Med. dechiffre auſsi l'Opium pour vn medicament dangereux, diſant qu'il amortit les ſens, & cauſe des Symptomes mortels ; dont ceſt pourquoy il veut que l'on ne s'en ſerve , ſinon que le malade ſoit en danger de la vie , par la vehemence de quelque extreme douleur , avec lequel s'accorde auſsi Pline & divers autres : jaçoit que d'autre coſte vn grand nombre d'autres medecins anciens & modernes ſoient d'autre opinion. La cauſe de ſes mauuaiſes operations,que peut faire l'Opium crud, quand on en vſe en trop grande quantité eſt atribuee à ſa grande froideur, puis que la plus grãd part des Medecins veulent , qu'il approche pres du quatrieſme degré en ſa qualité froide.

Histoire de l'Opium tirée du trosiesme Livre Chap. 15. de Pierre Bellon, traictant des singularités des choses memorables trouvees en Grece, Asie & autres Regions.

ON ne peut obseruer chose, qui semble plus digne de noter, que l'Opium qui se fait maintenant en Turquie, & principalemẽt à Achara, Carachara, Spartade, Emetelinde, & és autres villes circonvoisines de Paphlagonie, Capadoce, & Silice. Ils ensemencent les champs de Pavot blanc, comme nous faisons de bled: & ont tel esgard en le semant, que chasque paysan en seme autant, qu'il pense avoir de gents à le recueillir. Et quãd le pavot a produit ses testes, ils y taillent vne legere coupure, dont sortent quelques goutes d'vn laict, qu'ilz laissent vn peu espessir. Il y a tel paysan qui en cueillira dix liures, l'autre six, l'autre plus ou moins, selon la quantité des gents qu'il aura mis en besogne. Car ce n'est pas le tout d'avoir ensemencé beaucoup de terre, mais d'avoir gens à le cueillir. Nous croyons que sans ce que les Turcs l'ont en grand vsage, il seroit hors de cours de marchandise, comme plusieurs autres drougues qu'on ne cognoist plus. Il n'y a Turc qui n'en achete: & n'eut il vaillant qu'vn aspre, il en mettra la moitie en Opium: & le portera tousiours avec soy tant en temps de paix que de guerre. Vn marchãd Iuif

Iuif du pays de Natolie nous asseura, qu'il n'y avoit année qn'on n'en enlevast cinquãte chameaux chargez du pays de Paphlagonie, Cappadoce, Galatie & Cilice : pour le transporter en Perse, Inde, & nostre Europe, & autres pays lointains, & aussi par tout le pays ou le grand Turc Seigneurie: Laquelle chose eussions creu mal aysement, sinon qu'il nous racompta par le menu, ce que on en peut emporter de chaque village des confins de Carachara, & des autres villes de Paphlagonie, Cappadoce, Armenie mineure, & Gallogrece. Et disoit aussi que les Persiens l'avoyent encore en plus grand vsage, que les Turcs. Vn jour voulusmes faire experience de quelle quantité vn homme pourroit vser à la fois sans avoir mal : Et trouuasmes vn Genissare de cognoissance qui auoit accoustumé d'en manger chaque jour, lequel en mangea lors en nostre presence le pois de demie dragme. Et le jour apres l'ayant trouué pres la boutique d'vn mercier, en feismes peser vne dragme que luy baillames de rechef, & l'avala tout à vne fois, sans que jamais nul accident luy advint, fors qu'il estoit comme vn homme quasi yvre. Manger l'Opium en Turquie n'est pas moderne: La raison pourquoy ils en mangent, est qu'ils se persuadent en estre plus vaillants, & craindre moins les perils de guerre, en sorte que quand le Turc assemble vne armee, il s'en fait si grande dissipation qu'ilz en desgarnissent tout le pays. Ilz ont vn commun dire, qui est comeſt comme vne injure quand ilz diſent vous avez mangé de l'Opium, qui vaut autant que qui diroit à vn d'autre pays, vous eſtez yvre. Vn Armenien Chreſtien chez lequel avõs logé long temps, en mangeoit ſouuent devant nous : & ayants eſprouué l'Opium, ny trouvaſmes autre accident, que d'echauffer la poictrine, & nous troubler quelque peu le cerueau, & faire reſuer en dormant. Qui vouldroit cultiver le Pavot en Europe, France, Alamaigne, ou Italie, nous croyõs qn'on en pourroit auſsi bien faire comme en Aſie : moyenãt qu'on print la peine de le recueillir ainſi qu'il fault : car le climat de Natolie eſt auſsi froid que celuy de France. Il eſt fait de meſme ſorte que les autheurs ont eſcrit. Si nous en avons par deça poſsible eſt il meſlé : Car les Marchands le multiplient, avant qu'il ſoit diſtribué par les provinces: & pource que nous ſcavons à quelles marques il le fault choiſir, nous l'avons bien voulu eſcrire. Le meilleur eſt fort amer chaud au gouſt, tant qu'il enflamme la bouch. Il eſt de couleur jaulne, tirant ſur le poil de Lion, ramaſsé en vne maſſe, comme vn tas de petits grains de diverſes couleurs : Car en l'amaſſant ledit Opium, les grains ont eſté recueillis deſſus les teſtes du Pavot, leſquels amaſſés enſemble, s'entretiennent comme vn tourteau. L'Odeur en eſt facheuſe & forte: & encore que l'on le face de complexion froide, toutefois il enflamme la bouche. L'Opium eſt mis en tourteaux dans le pays de Natolie, qui n'excen'excedẽt point quatre onces, ou pour le plus demie livre: mais les marchãds pour y gaigner le multiplient la moitie : tellement que les masses qui partent des boutiques Venetienes sont quasi d'vne livre : Voila ce que raconte Bellon touchant l'Opium. Or combiẽ que en son temps difficilement on en pouuoit recouurer de bõ en Europe, si est ce que pour le present nous en trouuons de bon chez des Droguistes & Apotiquaires de ce pays, lequel porte toutes les marques susdites, hormis qu'on ny void point des semences ou grains parmy, (ce qui peut proceder de quelque difference à le cueillir) ne laissant pas d'estre precieux en ses operations. On l'appelle ordinairement Opium Thebaicum, pour ce que le meilleur est fait en la Province de Thebes.

CHAP. II.

De l'asseurance que nous avons, qu'on peut vser de l'Opium crud ou mixtioné en la medecine, sans prejudicier à la vie des malades.

L'On trouue quelques Medecins modernes, lesquels adherants plus qu'ilz ne deburoyent à l'opinion d'aucuns Medecins anciens, ennemis capitaux de l'vsage de l'Opium, non seulement eux mesmes croyent, mais tachent aussi de faire croire

croire aux autres, que tout cela que ces autheurs ont dict en detraction de ce medicamẽt, doibue estre recogneu pour vne doctrine & admonition Euangelique & irrefragable. Dont, icy leur respondant ie dy que nous ne debuons point submettre nostre jugement, à croire l'opinion ou dire d'aucun Medecin ancien ou moderne, outre ce que la quotidiene obseruation en l'vsage des choses, & la mere experience, nous fait voir se confirmer à la verité. Car ayants estés les anciens Medecins tant Grecs que Arabes, pour grands qu'ilz ayẽt esté estimés, touts hommes imparfaicts, subjects à errer, à leurs propres passions & fantasies, pleins de debats, & jalousie les vns contre les autres, comme nous sommes au temps d'aujourd'huy : s'ensuit de la que nous ne debuons receuoir leurs paroles pour euangiles outre le terme susdit. Car pour exemple, Galien, Pline & autres mettent erreur & crainte au monde, concernant l'usage de l'Opium : Et au contraire Oribase, Dioscoride & autres le prisent, & asseurent l'affirmant estre vtile & necessaire contre diverses griefues maladies. Qui nous peut donques en ce mieux faire sçavoir, qui a le droit de ces deux que l'experience mesme ? Or elle nous monstre qu'on peut vser de l'Opium seurement dedans les corps humains. Ergo, Oribase, Dioscoride &c. ont bien parlé, ou qu'aux autres on y voit de l'abus, soit que cela procede d'vne cause ou d'autre, ce qui ne touche point

nostre

nostre propos de le vouloir rechercher, puis qu'il ny a nulle cause ou raison qui puisse empecher l'authorité de l'experiẽce. Que l'usage de l'Opium merite d'estre accepté de tous les Medecins, nous en avons deux principales & certaines asseurances: Dont la premiere est la certification, que non seulement Pierre Bellon nous fait, mais centeines d'autres personnes honorables qui ont estés en Asie, que les Turcs mangent l'Opium en grande quantité, & presques ordinairement tous les jours sans nulle nuisance de leurs corps, ce qui en partie doibt estre suffisant pour nous monstrer qu'il n'est pas vne chose si venimeuse & dommageable à la vie de l'homme, comme aucuns le proclament estre. Combien que mal à propos l'on me pourroit dire, que le climat chaud dessoubs lequel les Turcs demeurent, cause qu'ilz peuuent digerer l'Opium qui est vne chose extrememẽt froide, ce que les Chrestiẽs demeurants en l'Europe dessoubs vn climat froid ne pourroient faire. A quoy je respond que si ainsi estoit que l'Opium fust de la qualité susdite; si est ce que de le pouuoir digerer ou non, cela physiquement ne peut estre attribué à la temperature du climat: mais plustost à la force & vigueur naturelle des personnes: Car les Turcs estants de leurs enfance nourris & elleués grossierement plus que ne sont les Chrestiẽs en general: Cela cause qu'ils sont nõ seulement plus forts de membres; mais aussi plus aptes à pouuoir manger & bien digerer diverses

diverses choses que les Chrestiens delicats ne pourroient endurer. Que ainsi soit la verité, regardós vn peu à la differéce de vigueur naturelle qu'il y a entre les Paysans de l'Europe, & les Gentilhómes ou Bourgeois des villes, les paysans, ne supportét ilz aussi facillement les purgations des Ellebore blanc, Tythimale, Euphorbe, & Colocynthe (qui sont medecines venimeuses & extremes en leurs operations) que font les derniers nómés, le Rheubarbe, Mechioacan, Sene, Aloe, & la Rose? Mais que les Turcs mangent ainsi l'Opium, cela doibt plustost estre imputé à vn ordinaire usage, & consuetude particuliere, que à autre cause, comme les Indiens ont accoustumé le Tabaque, qui est vn herbe non seullement narcotique, mais aussi grandemét vomitiue: Et cependant les Chrestiens peu à peu en ont introduict son usage en diverses Provinces de l'Europe, dont les hommes n'en sentent nulle dágereuse alteration apres qu'ilz s'y sont accoustumés. Ie ne doubte point que l'on ne trouuast vne infinité de personnes entre les Chrestiens, qui s'accoustumeroient si bien à manger de l'Opium comme ilz font à prendre du Tabaque, combien qu'ilz n'en pourroiét pas user en si grande quantité ny si souuent, estant comme vne pure essence & extraict que nature a separee de son herbe, car les choses essentielles sont plus efficacieuses que les grossieres ne sont. Et il ne nous fault doubter, que si l'on separoit

la subla substãce resineuse & sulphurée du Tabaque, & la rendoit en telle consistence que l'Opium est, la baillant puis à user à ceux qui ont accoustumé le Tabaque, qu'ilz n'en pourroient point supporter la dixsiesme partie qu'ilz en supportent des fueilles, ce qui a desia esté mis à l'espreuue. Ie scay qu'il y a des Empiriques qui donnēt l'Opium crud aux malades, en la quantité, ou peu plus de ce qu'escrit Dioscoride, par fois, & corrigé seulemēt avec vn peu de semence de Carvi en pouldre, & ce sans hazarder la vie de ceux qui le prennent, & mesmes en cas de necessité ne fairois point scrupule d'en user, & d'en prendre en ayant besoing jusque au pois de deux ou trois grains: Car quoy que je n'en ay jamais expressement mangé, si est ce que j'en ay souuent gousté, & d'avantage receu grand quantité de ses vappeurs sulphurées dedans le cerueau & poictrine en le preparãt, sans que j'aye apperçeu la moindre offence. Toutefois je ne suis point de cest advis que aucun Medecin le doibue vser ainsi crud, puis que nous avons le moyen de faire autrement.

La seconde asseurance que nous avons concernant l'vsage de l'Opium, est que nous voyons comment les plus sages & experts anciens Medecins, ont trouué bon, & partant voulu que ce medicament entrast en toutes leurs principales compositions. Alexiteres, Diaphoretiques, Anodynes, Confortatives, &

qui doibuent resister aux plus griefues maladies des corps humains, comme vne des plus importantes bases d'icelles : Et pour ceste raison aussi ils les ont voulu appeller Confections Opiates, ainsi que sont la Theriaque d'Andromachus, le Mithridat de Democrate, la Tryphera Magna, Aurea Alexandrina, Philonium Romanũ, Requies Nicolai & autres, desquelles on a usé depuis plusieurs centeines d'années en ça, & continuellement on use en la medecine ; car ce sont les plus pretieuses & importantes compositions de toute la Pharmacie ordinaire. Les raisons qui ont esmeu les Anciens à mettre l'Opium és susdites confections, ne sont point petites; veu que ses proprietés sõt de faire cesser toutes douleurs internes; roborer les meates, & conduicts qui sont par trop ouuerts & desbandés; precipiter & consommer les vapeurs venimeuses qui s'esleuẽt d'vne partie en l'autre : incrasser les subtiles & corrosiues humeurs, corrigeant leur malignité & acrimonie: arrester le flux dysenteriq; & menstrual: esteindre les chaleurs ou ardeurs fieuriles: provocquer naturellement le dormir aux malades qui en sont privés: & finalement deffendre les parties de corruption comme vn Baulme. Lesquelles operations sont requises à toutes les cõpositions qui sont ordonnees pour resister generalement contre diverses maladies ; à l'expulsion desquelles est quasi ordinairement requis l'vne ou l'autre des proprietés

proprietés susdites. Ce que Quercetanus en sa Pharmacopée où il traicte des vertus de l'Opium, affirme en ces paroles. *Pauci enim sunt morbi qui non simul complicentur vel ardoribus, vel inflammationibus, vel inquietudinibus, commotionibus, langoribus, oppressionibus, vigilijs, defluxionibus vel varij generis doloribus, capitis, pectoris, ventriculi, ventris, vel cujuscunque alterius partis: ad quorum omnium symptomatum ferociam compescendam Opium specificam, & peculiarem quandam habet proprietatẽ, qua vel vnum ex his symptomatis seorsim, vel plura cum malo conjuncta, simul cum admirabili astantium, & ipsorum ægrorum admiratione euincit ac subigit, unde sæpenumero in ejusmodi casibus tam mirãdos sanationum effectus prodere videmus theriacam, mithridatium, antidotos Esdræ & similes, quæ Opium excipiunt &c.* Cecy donques servira pour nous asseurer que l'on peut vser de l'Opium és corps humains sans prejudicier à leur vie; ains plustost la conservant, estant administré avec raison & circunspect, ce qu'est requis de faire en vsant de tout autre espece de medicament.

CHAP. III.

Concernant la cause des bons & mauuais effects que peut produire l'Opium és corps humains.

QVe l'Opium ainsi que dessus est dit, estãt sagement administré aux malades produise maints bons effects en eux; & au con-

 traire

traire en abusant peut exciter divers dangereux & mortels accidents : en ce qui concerne ce particulier, il n'y a nul vray subject de doubte entre les Medecins discrets. Or touchant à la cause pourquoy l'Opium opere ainsi és corps humains; la plus grand part des Physiciens l'imputent à vne extreme qualité froide jusques au quatriesme degré qui est en luy. Pour prouuer qu'ainsi soit, ilz produisent pour leur principal argumēt & confirmation, la consequence qu'ilz tirent de ses operations en ceste maniere : L'Opium, disent ilz, provoque le dormir à l'homme vigilant, & incrasse les humeurs qui sont subtiles & rares. Procedant donques les vigiles pour le plus de cause chaude & seiche avec matiere ou sans matiere; & les dissolutions des humeurs aussi d'vne intemperance chaude. Ergo, contrariant l'Opium aux causes de ces accidents, il fault qu'il soit de la qualité susdite : Et pour confirmer cecy d'avantage, ils alleguent Galien, Pline, & autres autheurs, ou quelques exemples mesmes, qui tesmoignent que quand on abuse de l'vsage de l'Opium qu'il cause vn someil lethargique, privation des sentiments, stupefaction des membres, suffoccation de la chaleur naturelle, & finalement la mort. Or combien que je ne sois grand Logicien pour sçavoir former vne subtile dispute, peindre & donner tel lustre à mes raisons, comme pourroyent desirer aucuns qui s'attachēt plus aux fleurs de bien dire qu'à la verité des choses: neant-

neantmoins; estant permis aux naturalistes de discourir en pleins & simples termes, des choses desquelles ilz en ont experience, j'en diray mõ opinion aussi, sauf correctiõ de ceux qui pourroient entendre mieux ceste matiere que moy. L'Opiũ dõques n'est pas vn medicamẽt froid comme on le fait, ce que je preuue avec raison & experience : Par la raison en ce qu'il est non seulement amer, mais inflammant & excoriatif; ce qui procede évidement d'vne cõplexion chaude selon le jugement des plus sages Physiciens du monde, ainsi que nous voyons qu'ilz jugent des choses ameres; & puis selon que la lumiere de nature nous fait voir qu'entre les elements nul corrode, inflamme, ou eschauffe que l'element du feu : en apres par la couleur, car estant jaulne obscur quand on le seiche & rend en pouldre, cõme est l'Aloë ou la Myrrhe, est vn autre indice de sa chaleur, ainsi que l'on juge estre toutes les choses de ceste couleur, & en particulier celles qui ont adjoinct le goust amer: Quant à l'experience, elle nous fait voir en deux manieres que l'Opium n'est point froid: premierement pource que les Turcs quant ilz en mangent devienent allegres, courageux & farouches en guerre : & secondement, que quand on en baille vn grain ou deux aux malades & les courants au lict, cela les fait suer plus que nul autre sudorifique, lesquelles operations ne peuuent aucunement proceder d'vne complexion froide. Que si l'on me vouloit objecter ces deux obſervations, diſant que les Turcs eſtant fort chauds de temperemét, leur vehemente chaleur les réd laches de courage, comme feroit vne grande froideur en des autres corps, & que par tant temperant l'Opium ceſte chaleur, les réd allegres & reſiouys accidentellement. Secondement que meſmes vn verre plein d'eau froide donné à boire à quelque malade luy provoque auſsi la ſueur, & ſemblables autres diſcours. Ie reſpond que ſi les Turcs acqueroyent force & courage en temperant leur chaleur par vne choſe froide, qu'ilz pourroyent bien eſpargner tant de labeur qu'ilz prennent pour ſemer le Pavot & cueillir l'Opium, puis que l'eau des Fontaines ou des Rivieres, pourroit accomplir le meſme en ſon lieu, eſtant vne liqueur froide & qui ſe diſperd en toutes les parties du corps facilement quand on la boit ; mais tant s'en faut qu'elle reſiouyſſe l'eſprit & renforce le courage comme l'Opium, qu'ains elle fait contraires effects. Quant à ce que l'eau provoque auſsi bien la ſueur és malades, qui eſt neantmoins froide, je reſpons que ſi elle fait ſuer vn febricitant ou autre corps plein d'extreme chaleur, ainſi que ſouuent advient; cecy ne procede pas d'vne faculté ſudorifique qui ſoit en elle, mais cela arrive accidentellement, par ce que arrivāt dedans vn corps comme eſt dit, elle cauſe des grandes vapeurs (comme feroit ſi on la jettoit au deſſus d'vne enclume ou pierre embraſée) leſquelles vapeurs

peurs nature recondense & les expelle par les pores ou par les vrines: ny elle ne faict pas ceste operation en tous les malades & temperaments divers, dont on ne peut pas prouuer que l'eau de son naturel face suer, mais accidentellement cóme est dit. Venant donques aux premiers arguments susdits de ceux qui veulent prouuer l'Opium estre froid; Sçavoir est, d'autant qu'il provoque le someil & incrasse les humeurs subtiles: Et puis par les Symptomes qu'il cause estát prins en grande quantité. Ie dy qu'il ne sont point valides & de nulle authorité en cest endroit: Car en premier lieu, quoy que l'Opium provoque le someil à ceux qui en sont distitués par cause chaude, si est ce que mesme il le fait en toutes autres causes sans exception, ainsi qu'elles sont diverses selon l'atestation d'Avicenne, & d'autres autheurs qui en remarquent huict: Et quant aux humeurs, l'Opium n'incrasse seulement celles qui sont de qualité chaude: mais mesmes les plus froides, comme est la pituité christaline, quand elle est defluante & distilante du cerueau sur les autres parties. Voyla pourquoy l'on ne peut tirer vne si necessaire consequence des operations de l'Opium, comme ceux cy tachent de faire: Car si la necesité suivoit le sens des arguments sussdits, il fauldroit infailliblement aussi que toutes les choses froides feissent dormir les malades, ou personnes ne pouuant dormir par quelque cause que ce soit: item qu'elles feissent

sent cesser toutes douleurs internes : incrassassent toute humeur par trop subtile soit froide ou chaude, & bref eussent les vertuz de l'Opium comme dessus avons dit. Et d'autre costé que toutes les choses chaudes operassét le contraire ; mais l'experience le monstre autrement: Car l'Argent vif beu, ou le magistere du plomb qui est accomparé à Saturne par sa grande frigidité, le Salpetre, l'Alun qui sont entre les Sels tenus pour froids de qualité, & l'eau de Sperme des Grenoüilles qu'ō dit coaguler le sang par sa grande frigidité, ne font point ces effects que fait l'Opium, ny mesmes la glace ny la neige, si la raison permettoit de les donner en grande quantité, ne les fairoiét dormir & cesser leurs douleurs ; ains leur en causeroyent des plus grandes, quoy que je ne veux point nier que les choses froides en quelque occasion ne puissent aussi provoquer le someil: mais non point tousiours quand il est besoing, ny si seurement comme fait l'Opium preparé. En apres les choses chaudes, tant s'en fault qu'elles causent inquietudes és corps & assubtillent les humeurs grossieres ; qu'au contraire l'on en trouve plusieurs qui provoquent le someil & qui incrassent les humeurs subtiles & viruletes, plus que ne font maintes choses froides, ce que nous voyons faire la Myrrhe, l'Aloë, la Storax, l'Olibanum, l'Absinthe, la Betoine, le Saffran & autres semblables: & le Soulphre mesme qui est vn feu de nature provo-

provoque aucunement le ſomeil, & puis cõdenſe & coagule tellement les humeurs ſubtiles & chaudes, que l'on s'en ſert és Phtyſiques pour faire arreſter leurs defluxions, & meſmes c'eſt vne choſe notoire à tout vray Spagyrien que le Soulphre peut coaguler l'eau, le vin, & l'eau de vie en telle façon qu'õ les peut piler en pouldre dedans le mortier & les reduire de rechef en leur forme comme ilz eſtoient auparavant. Ie n'ignore pas que l'on me pourra dire que les choſes froides ou chaudes operẽt en diverſes manieres és corps ſelon la diverſité des ſubjects qu'elles rencontrent: comme le feu qui coagule vne choſe l'autre la reſoult; ainſi auſsi le froid. Item que l'Opium eſtant extremement froid, par ſon extremité il opere és corps où que les autres choſes froides d'inferieur degré ne peuuent operer. Mais ces deux raiſons n'atteignent pas le fondament de noſtre diſpute: car premierement l'Opium ſur lequel eſt noſtre diſcours n'opere pas és corps humains par chois ſelon la diverſité de leurs temperaments & complexions; ains indifferament il provoque le ſomeil, & fait ceſſer toutes douleurs procedentes de quelque matiere ou ſubject que ce ſoit ainſi qu'eſt dit cy deſſus. Et pour la ſeconde raiſon poſant le cas que l'Opium fut vne choſe extremement froide, ſi eſt ce que la petite doſe qu'on en vſe par fois, ne pourroit point exceder la grandeur de la frigidité des choſes ſuſnommees ſelõ leurs doſes qu'on en donne. Ne seroit ce pas vne opinion absurde, de vouloir que vn grain ou deux d'Opium fut plus froid que vne dragme d'Alun preparé ou crud? ou vne scrupule de Magistere de plomb, ou vne once d'Aqua Spermatis Ranarum, ou deux onces d'Aqua Nymphææ, ou bien vne once ou deux d'Argent vif, qu'aucuns ont accoustumé de donner contre les vers & autres maladies lequel passe au travers du corps comme vne glace en froideur? Toutes lesquelles choses rafrechissent manifestement la bouche & les conduits par où elles passent, ce que ne fait pas vne petite dose d'Opiũ; ains au cõtraire elle eschauffe la bouche & la poictrine. Voyla pourquoy ces raisons & semblables ne sont que arguments paliatifs, superficiels & des plaisantes gloses pour entretenir vn long caquet, non pour pouuoir faire apparoistre que l'Opium soit froid. Touchant puis aux symptomes que cause l'Opium estãt prins en grande quantité. L'experience nous monstre que l'eau de vie qui est vne essence chaude & subtile fait le mesme estant beuë en extreme quantité, car l'on a veu mourir des gens enyvrés d'eau de vie, lesquels estoient saisis de stupidité, privation de sentiments, tremblements, someil lethargique, & finalement acheuer leur vie en telle maniere cõme s'ils eussent mangé grande quantité d'Opium, & devenir roides & violets comme s'ils fussent morts en la glace. Le vin mesme à ceux qui en abusent cause divers symptomes de l'Opium, ce que nous

nous pouuons voir par ces deplorables exemples, qui se font en divers endroits de la Papauté, où on accoustume de faire enyvrer ceux qui sont condamnez à mort violente, desquels les vns vont chantants à la mort, & les autres assoupis comme de pauures bestes, dont les vns ny les autres ne se souuienent du martyre qui leur est preparé, & qui pis est, n'ont vray sentiment de leurs pechés, ny solide jugement pour se recommander à la misericorde de leur Createur. Le vin selon que testifient tous les autheurs & l'experience fait voir, si on en abuse, cause Phrenesie, Manie, Rage, Fureur, Stupidité, Lethargie, Paralysie & autres mauuaises maladies par succession de temps cõme fait l'Opium, & cependant c'est vne liqueur chaude selon que tout le monde le juge estre. Nous pouuons donques conclure que l'Opium ne rend pas les Turcs farouches & courageux en guerre, ny ne fait dormir les malades, & appaiser toutes douleurs internes du corps, à cause d'vne complexion froide, ny aussi à cause de sa chaleur (quoy que on le voit manifestement estre chaud) Mais que les operatiõs prouienẽt d'vne proprieté specifique & occulte en luy, tout ainsi que nous voyons és medicaments purgatifs, lesquels non par froid ou par chaud purgent, mais par leur proprieté specifique. Or comme les purgatifs si on en use bien, purgent les excrements du corps, & produisent des grands benefices aux malades, ou que en

vsant

vſant mal ilz offencent & purgent juſques à la mort; ainſi auſsi l'Opium eſtant bien adminiſtré cauſe les benefices ſuſdits, en abuſant peut cauſer le contraire. Dont c'eſt pourquoy que en l'vſage de l'vn & des autres, il fault que le medecin ſoit guidé par raiſon, experience, & puis par vne bonne conſcience, avec deſir d'honorer Dieu, & ſervir loyaument ſon prochain par le moyen de ſon art.

CHAP. IIII.

Demonſtrant l'intention & advis de Theophraſtus Paracelſus en matiere des medicaments anodyns: & en particulier de l'Opium.

AYant declairé l'intention des Medecins anciens generalement concernant le naturel, vertus & vſage de l'Opium, & les debats qui ſont entre les modernes concernant ſa qualité: maintenant il nous fault auſsi voir ce qu'en dit Theophraſte Paracelſe grand Scrutateur de nature, & Prince des Medecins Spagyriens. Ceſt Autheur a tellement en grande eſtime l'vſage des medicaments anodyns en general, qu'il les recommande à ſes Diſciples pour vne colomne principale de toute la Pharmacie, aſſeurant que ce ſont les remedes plus importants de tout autres, pour guerir les corps humains des plus griefues maladies auſquelles ils ſõt ſubjects. Au Livre ſeptieſme de ſes de ses Archidoxes au chapit. de Specifico Anodyno il dit ainsi. Que nous parlons avec tel respect & honneur de l'Anodyn ou Mitigatif specifique; à cela nous esmeuuẽt diverses raisons. Car en particulier nous avons rencontré des maladies, à la cure desquelles ne trouuant point de secours en nos Arcanes, le Specifique Anodyn accomplissoit tout ce qui estoit requis, avec nostre grande admiration: & cecy n'arrivoit point par cas fortuit & sans grande raison, puis que c'est le naturel des Anodyns, d'esteindre les maladies, cõme l'eau esteint le feu; & d'avantage d'autant qu'ilz endorment leurs accés, car ce qui dort ne peche point, comme l'on dit, & ce qui ne peche n'empire point selon nature. Et au premier Livre des choses naturelles, au chapitre de Sulphure Embryonato; parlant generalement à la loüange des choses qui provoquent naturellemẽt le someil, & qui sont Anydones: Il dit: Quel plus grand Arcane, vouldroit desirer vn Medecin d'avoir que ce qui peut faire cesser toutes douleurs, & esteindre chaq; ardeur interne? Ayant cela, sa science ne surpasse elle pas celle d'Apollo, de Machaon & Polydore? Qu'on considere vn peu ceste sentence sans gausserie; ains avec raison ayant esgard au subject d'icelle. En son comment. sur le second Aphorisme d'Hippocrate en la seconde Section: *Vbi somnus delirium, &c.* parlãt Paracelsus sur la fin de son explicatiõ, de l'utilité du bon someil, il dit. Le someil est vn si vn ſi grand Arcane en la medecine, que (ce qui ſoit dit ſans meſpris des autres choſes) je vouldroy bien que l'on me dit, où il y ait vn remede qui ſoit tel, qui demonſtraſt vne ayde ſi ſoudaine & active pour la ſanté du corps contre toutes les maladies que fait ceſtuy cy. Voyla parquoy les ſomniferes de quelque eſpece qu'ilz ſoyent, doibuent eſtre bien conſiderés, & tenus en grand compte de chaque Medecin; car le ſomeil eſt vne medecine qui ſurpaſſe toutes gemmes & pierres precieuſes; & qui ſcait naturellement, & avec bon propos appliquer l'Arcane ſomnifere reduict en forme eſſentielle, doibt eſtre tenu en grande eſtime pres des malades. Que Theophraſte louë auſsi l'uſage de l'Opium entre les medecines Somniferes & Anodynes; cela ſe peut voir au meſme chapitre ſuſnommé de Specifico Anodyno, dedans lequel il propoſe l'Opium, ſeulement ſans addition d'autres choſes Somniferes, pour en faire ſa compoſition qu'il appelle Anodynum Specificum, & luy attribue vne ſi noble proprieté, qu'il dit qu'il ne fait point endormir tout le corps de l'homme (ou bien entendu rendre aſſoupy) mais les maladies tant ſeulement. En ſon Livre de morbis amentium, où il eſcrit de Veſanis, Lunaticis, Maniacis, Phreneticis, & Epilepticis, il met la quinte eſſence de l'Opium au rang de l'or potable, argent potable, magiſteres des gemmes, & autres precieux remedes qu'il ordóne pour ces maladies. Icy quelque enuieux hórs de prode propos pourroit nous vouloir donner vne picqueure martiale, disant, d'où vient que les Spagyriens ne guerissent point tous les patients, labourants de telz maux qu'ilz prennent en leurs cures, puis qu'ilz se vantent d'avoir de si pretieux Arcanes? Au quel je luy demande, D'où vient que touts les medicaments, institutions & reigles ordinaires ne les peuuent guerir aussi? Ce n'est pas à dire que quoy que les remedes chymiques operent plus *Cito, tuto, & jocundè*, à cause de leur meilleure preparation & exaltation en vertus que les remedes ordinaires ne font, que par tant ilz puissent dompter toutes les maladies hæreditaires naturelles & incurables, ou autres que Dieu pour exercer sa justice enuoye particulierement sur les corps des hommes, & les y confirme, en sorte que nul sçavoir du monde ne les peut guerir. Au Livre de morbis resolutis: au premier Livre des maladies minerales, & en divers endroits de ses œuures, il fait mention de l'Opium avec si grand honneur & respect que oncques aucuns des Medecins anciens qui en ont dit bien, ayent fait. Puis apres quant à son vsage, il n'entend pas qu'on s'en doibue servir ainsi crud & simple, ny aussi grossierement meslé parmy des autres choses devant que d'estre bien preparé; Car au chapitre de Sulphure Embryonato au premier Livre de Rebus nat. il dit que l'Opium, la Mandragore, & l'Hyoscyame tiennét en eux quelque substance maligne, & que partant

tant on ne s'en doibt servir, voulant proceder cautement, que apres de les avoir rendus en forme de quinte essence. Ce qui a esté l'occasion que les Medecins Spagyriens, mettans les mains à l'œuure, ont trouué le moyen de preparer l'Opium, en vn si pretieux & vtile medicament, qu'il n'y en a nul autre en toute la Pharmacie tant Spagyrique que ordinaire, qui luy puisse estre accomparé en ses soudaines & merueilleuses operations, dont pour cecy tous les Medecins Chrestiens & gens qui le cognoissent, sont obligez rendre grace à celuy qui est la Fontaine de tous biens, & qui inspire les hommes en toutes bonnes choses.

CHAP. V.

De l'invention pour bien preparer l'Opium, & en quoy generalement elle consiste.

AYant jusques icy discouru de l'Opium en maintes manieres, pour demonstrer que c'est vne chose pretieuse & necessaire en la medecine: Maintenant nous viendrons aux effects pour declarer les moyens, desquels vsent les Spagyriens pour le bien preparer, afin de s'en pouuoir servir plus librement & seurement, que ne faisoyent les anciens, lesquels le mettoient ainsi crud sans nulle preparation dedans leurs medicaments: ce que Querce-

Quercetanus traictant de la composition du Theriaq; lamente en sa Pharmacop. dogmatic. restit. Pag.414. en la castigation de l'Opium par ces paroles, disant : *Deplorandus enim error est, nobili huius Alexipharmaci compositioni, in tam magna, trium scilicet vnciarum dosi admiscere tantum venenum, quale Opium crudum & minus praparatum esse constat:* Ce que Quercetanus ne dit point pour blasmer l'invention des anciens Medecins, ny du Theriaque que l'on vse journellement avec bon succes : mais pour insinuer combien ilz eussent peu proceder plus cautement en l'vsage de l'Opium, qu'ilz n'ont fait, s'ils eussent eu la cognoissance de l'art Spagyrique côme nous avons : mais pour cela nous ne deuons pas laisser de prendre en gré les choses qu'ilz nous ont revelees par leurs escrits, selon qu'ilz en avoient l'experience. Quand à l'invention de bien preparer l'Opium, nous debuons à bon droit en attribuer l'honneur à Theophrastus Paracelsus, comme le premier entre les grands Philosophes, Naturalistes, & Spagyriés lequel a escrit generalemét de la preparation chymique, presque de toutes les autres choses qu'on vse en la medecine, ou au contraire les autres ont esté tant seulement empechés à endormir le monde, traictants de la Pierre Philosophale, seduisants par ce moyé plustost les esprits des hommes, que d'avoir produit aucuns bons fruicts & œuures d'edification. Or concernant la preparation de l'Opium, elle consiste en trois principaux poincts : Le premier est de le priver d'vne certaine substance oleagineuse superflue qui est en luy, en laquelle principalement est sa mauuaise faculte narcotique & stupefactive : Le second de corriger & lenir son acrimonie caustique & inflammante qu'il a comme ont presque le Tythimale & autres plantes lactiferes corrosives : & le troisiesme de l'accompagner de quelque bonne addition, selon qu'en particulier sera representé és descriptions suivãtes.

CHAP. VI.

Contenant trois manieres de priver l'Opium de son Soulphre narcotique & stupefactif nuisible, qui est sa premiere preparation, avant que d'en extraire son essence.

POur priver l'Opium de sa superfluité susdite il y a trois principaux moyens : Le premier selon Paracelsus Tract. 2. de Morbis Amentium, est de prendre l'Opium & l'accompagner de quelques choses aromatiques, le reduisant en vne masse avec Sapa ou Roob de Coings, puis la mettre dedans vn Coing auquel devant soit osté le marc, & finalement l'ayant resseré & enveloppé de paste de farine, qu'on le face cuire dedans vn four comme vn pain, & alors le sortir dehors & le reduire en poulen pouldre pour l'infuser en quelle liqueur qu'on veut, afin d'ẽ extraire son essence, quoy que luy cite tant seulement au mesme endroit l'esprit de vitriol composé contre l'epilepsie: Le second moyen est de prendre l'Opium, & le couper en petites pieces, puis le mettre dedans vne pesle de fer, ou sus vne lame de fer plate, & à petit feu faire evaporer sõ soulphre, lequel exhale en forme de fumee grossiere & fort puante, de laquelle il fault s'en garder autant qu'on peut: aucuns l'arrousent avec vn peu de vinaigre rosat, le meslant avec vne spatule tant qu'il se fond comme l'Aloë, puis l'estendent deslié sur ladite lame de fer, & le laissent peu à peu evaporer tant qu'il ne rend plus nulle fumee, & demeure si sec qu'on le peut pulverizer, mais il fault prendre garde de ne le laisser brusler: ceste maniere cy est approuuee pour bonne de Quercetanus & plusieurs autres Medecins modernes, & moy aussi m'en suis tousiours servy, & encore m'en sers quand j'ay besoing de faire le Laudane. La troisiesme maniere est de faire dissoudre l'Opium crud en quelque liqueur comme est dit, puis le faire digerer & boüillir lentement, separant son escume ou cremor onctueuse qu'il jette au dessus, qui est son soulphre mauvais, & retenir le reste pour s'en servir: ceste façon de faire est fort recõmandee par Crolli. en sa Basilica chymica au chap. où il traicte du Laudane. De ces trois moyens pour preparer l'Opium avant que de le reduire en extract chaque Medecin pourra choisir celuy qui luy plaist.

CHAP. VII.

Comment il fault extraire la teincture Quinte essence, ou selon qu'on veut appeller la substance de l'Opium, en laquelle gisent ses bonnes vertus; & le priver de sa mauvaise acrimonie.

POur extraire la teincture de l'Opium, qui est desia purifié de son soulphre maling: cela se fait ordinairement avec , ou par le moyen de l'eau de vie rectifiee , ou autrement avec du vinaigre, jus de Citrons, d'Orenges, de Coings , ou autres liqueurs aigres : mais de ceux cy je fay tousiours le chois du vinaigre, & les autres liqueurs aigres en general , ont quelque proprieté de corriger toutes les choses venimeuses, & d'adoucir, & mitiguer celles qui ont quelque grande acrimonie ou faculte caustique & inflammante , ce que l'on n'apperçoit point que l'eau de vie face. Voyla pourquoy aussi selon l'institution des plus sages Medecins anciens , on corrige le Scammonee avec le jus de Coins , qui est vne liqueur aigre: L'euforbe, les Ellebores, l'Esula, & autres medecines corrosiues & venimeuses, sont corrigees par le vinaigre avec lequel on les arrouse , ou infuse totallement dedans. L'Antimoine qui fait vomir, & purger (selon l'expel'experience des modernes) estant extraict avec vinaigre distilé, en lieu de faire nausee & alterer le corps, deviēt vne medecine bezoardique qui provoque naturellement la sueur. L'Arsenic qui est si grande poison, & le Mercure sublimé si grand corrosif, se peuuent tellemēt corriger par le vinaigre & la digestion, qu'ō s'en peut servir en Chirurgie asseuremēt. Le vinaigre & les autres choses acides sont en si grande estime envers les Medecins, que l'on n'administre presque à nul malade la pierre de Bezoar, l'Vnicorne, Terra lemnia, Theriaque, ou autre medicament Alexitaire, sans les mesler avec Oxymel simple, Syrops de Coings, de Ius de Citrons, de Grenades, de Berberis, d'Acetose, ou autres liqueurs aigreletes: ce qu'ilz ne font sans grāde raison, puis que les choses aigres en general confortent l'estomac, resistent aux poisons, esteignēt les grandes ardeurs internes, & deffendent les parties de corruption, ce que fait sur tous les vegetables le vinaigre, ainsi que nous pouvons voir aussi en ce qu'il se conserve sans corrompre les choses qu'on y met dedans, ce que ne peuuent faire les Sucs de Citrons, Orenges, Grenades ny autre, si on ne les couvre avec de l'huile, & garde bien closes que l'air grossier n'y entre. En outre je dy pour l'avoir experimēté, que l'essence de l'Opium extraicte avec le vinaigre est plus efficacieuse & confortative, que celle qu'on tire avec l'eau de vie, laquelle liqueur pourtant je ne mespriſe point, eſtant vne ſubtile & vrayement excellente eſſence, de laquelle on ſe ſert en pluſieurs operations medicinales : combien qu'en ce particulier je ne l'approuue en nulle façon, pour maintes raiſons qui peuuent eſtre manifeſtes à chaque Medecin. Le moyen donques pour extraire l'eſſence de l'opium eſt, qu'apres l'avoir pulverizé, eſtant preparé comme au deſſus eſt dit, on le met dedans vn vrinal de verre ayant la bouche eſtroite, & pour chaque once d'opium on y met pour le moins huict onces de liqueur ſoit eau de vie, vinaigre, ou autre ſelon qu'il plaiſt au Medecin : puis eſtant bien clos on le met au Bain marie, au Soleil, ou pres de quelque four, ou on cuit le pain afin qu'il demeure chaud, & ainſi on le laiſſe trente ou quarante jours en digeſtion, car par ce moyen l'acrimonie de l'opium vient à s'alterer & à changer ſa rudeſſe totallement : pource que la digeſtion en cecy opere côme fait le Soleil en la digeſtion & maturation des choſes immatures & acres, en les transmuant en choſes douces, meures, & plaiſantes, ce que nature nous fait voir à l'exemple des Figues, leſquelles au commencement ont vn laict en elles corroſif & cauſtique qui eſtant mis ſur la chair, fait eſlever des poſtules & gales, lequel puis apres par la concoction du Soleil ſe vient à changer en vn Suc tres doux & delicat. Eſtant la digeſtion de l'opium accomplie, l'on en ſepare le ſubtil, de l'eſpés, par inclination, & puis in Balneo

roris

roris on reduit l'essence en cõsistence de poix liquide, ce que l'on garde pour s'en servir ainsi que je declareray.

CHAP. VIII.

Concernant quatre diverses compositions Opiates, appellees des Spagyriens Laudanes.

LEs Spagyriens suivant Paracelsus, qui en divers endroicts de ses œuures appelle les medicaments Anodyns & confortants Laudane, ont depuis luy retenu ce nom le donnãt à l'Opium composé comme nous voirons: lequel mot ne signifie autre chose, sinon que estant ce medicament plein de nobles vertus est pourtant digne de grande loüange, dont aussi Crollius touchant ce propos, dit: *Laudabile medicamentum, quod planè suo nomini respondet, si Laudanum dicas.* Or il se prepare des Laudanes en diverses manieres, car presque chaque Spagyrien differe en ce l'vn de l'autre: mais pour direction de ceux qui en ont besoing, j'en feray mention de quatre principaux, dessoubs lesquelles on pourra cõprendre tous les autres.

 Le pre-

Le premier Laudane, ou Anodyn Specifique de Theophrastus Paracelsus selon qu'il l'a a escrit en son Livre septiesme des Archidoxes au Traicte de Specificis.

Recipe Opij Thebaici unc 1. Succi pomorum arantiorum, Succi Citoniorum ana unc VI. Cinamomi, Caryriophyllorum ana unc. ß, Contusa per quam optimè simul omnia mixtaque ponatur in vitrum cum suo coopertorio caeco: digerantur in Sole, vel simo per mensem, postmodum exprimantur, & imponantur iterum cum sequentibus.

Recipe Musci scrupulum semissem, Ambra scrupulos quatuor, Croci unciam semissem, Succi Corallorum, Magistery perlarum ana scrupulum j. ß.

Commisce postque digestionem eorum uno mense factam, adde quinta essentia auri scrupulum j. ß. qua permixta cateris, Anodynum specificum erit ad auferendum quoscunque dolores internos & externos, ut nullum torqueatur vel arripiatur membrum latius.

Voyci le Specifique Anodyn de Paracelse, dedans lequel il y ordone pour base Anodyne tant seulement l'Opium, ce que nous debuons bien remarquer, car puis qu'il le tient pour un medicament qui fait cesser les douleurs à forma specifica, cela nous doibt confirmer en ce que dessus avons dit concernãt sa qualité.

Le second

Le second Laudane, selon la description de Quercetanus, en sa Pharmacopee Pag. 452.

R*Ecipe Essentiæ Opij, a suo dissolvente per Balneum vaporosum ut supra separatæ* (c'est à dire extraicte avec du vinaigre fort, ou du jus de Limons, hors de l'Opium desseiché, ainsi qu'est dit, dedans la pelle de fer; comme luy mesme l'entend Pag. 451.) *uncias duas, Essentiæ croci, cum aqua limonum extractæ unciam unam.*

Hæ duæ essentiæ confundantur invicem in parvo quodam vasculo argenteo: his adde Gemmarum, Magist. Hyacinthorum & Corallorum, ana drach: j. ß. Terræ sigillatæ veræ drach 1. Pulveris bezoardici veri, Unicornu, Ambragrisæ ana scrupulos duos.

Hi pulveres sufficient ad bonam consistentiam Laudano inducendam: miscendo & agitando omnia continuo ad ignem lentum, donec ex materia frigefacta pilulæ formari possint: sufficit exhibere de hoc Laudano magnitudine piperis grani: Et insignes ac suspiciendos percipies huius Anodyni effectus, quod te spe tua numquam frustrabit: Nam confert citra molestiam & cerebri ullam perturbationem, adversus omnis generis dolores á quacunque causa subortos: contra omnes hemorrhagias siue fluxus sanguinis in quacunque corporis parte fuerint: contra omnes defluxiones & fluores ventris, dysentericos, he-

 paticos,

paticos, lientericos, & similes: & ad adducendam gratam tranquillitatem in febribus ardentissimis, in quibus ipsis rationis sensus læditur, & in phrenesim æger plerumque delabitur. Apres ce Laudane, puis il en escrit vn autre, au quel il adjoint le jusquiame, & environ vne trenteine d'autres choses bezoardiques & cordiales: Qui est curieux de le voir le trouuera escrit en son dit Livre, car je ne l'ay point voulu annoter icy, pource que il requiert vn trop long labeur & facheus procez pour le faire, & que cestuy cy peut bien suppleer en sa place.

Le troisiesme Laudane d'Osualdus Crollius selon qu'il l'a escrit en sa Basilica chymica.

PRemierement loüant Crollius l'vsage des Anodyns en general, il dit : *Multi sunt morbi, qui absque Anodynis sanari non possunt. Ergo in omnium morborum curationibus, vbi dolorum comites vigiliæ, viriumque resolutiones adfuerint, Anodyna intrinseca appropriata possunt administrari, vt ablatis symptomatum ipsis radicibus pernitiosorum cruciatibus, amica quies Naturæ reddatur.* Puis venant à declarer la composition de son Laudane lequel il appelle *Laudanum Paracelsi*, il le descrit ainsi:

Recipe Opij Thebaici vncias tres, Succi Hyoscyami debito tempore collecti, & in Sole prius inspissati unciam vnam & semis, Specierum Diambra

Diambræ & Diamoſchi fideliter diſpenſatorum ana vncias duas cum dimidia, Mumiæ Tranſmarinæ ſelectæ vnciam ſemis, Salis Perlarum, Corallorum ana drachmas tres, Liquoris Succini albi per Alcohol vini extracti, Oſſis de Corde Cervi ana drachmam vnam, Lapidis Bezoardici, vnicornu animalis vel mineralis ana drachmam vnam, Moſchi Ambræ ana ſcrupulum vnum. In defectu genuini auri potabilis nullis corroſivis conquinati, addantur Oleorum Aniſi, Carvi, Arantiorum, Nuciſtæ, Caryophyllorum, Cinamomi, Succini ana guttæ duodecim.

Fiat ex his ſecundum artem Chymicam maſſa ſeu Extractum, è quo ad neceſſarios vſus poſſint pilulæ efformari. Et puis pourſuivant il note certaines obſervations, concernant l'antepreparation de l'Opium, & Hyoſciame & autres circumſtances, comme auſsi la maniere en particulier pour le compoſer.

La doſe de ce Laudane eſt de deux juſques à quattre grains par fois ainſi que l'Autheur dit. Touchant puis à ſes vertus, leur declaration ſera comprinſe en l'inſtruction que je bailleray cy aprés, concernant l'vſage des Laudanes en general.

Le quatrieſme Laudane, qui eſt noſtre Nepenthes aurea.

RECipe Eſſentiæ Opy, per Spiritus Aceti cardiaci extractæ drachmas quatuor: Tincturæ Croci more Quercetani extractæ drachmas duas, Lapidis

Lapidis Bezoardici Regij, seu Auri purissimi more Spagyrorum purpurizati & in veram medicinam Cardiacam redacti scrupulos duos, Resinæ Ligni Aloes, Ambræ grisæ optimæ ana scrupulum vnum.

Ces choses soient incorporees ensemble dedans vn petit vase de verre, & puis en contregarder la composition bien close.

Advertissements.

1. I'entens que l'Opium soit premierement privé de son soulphre maling, par le moyen de l'exsiccation susdite; puis digeré l'espace d'vn mois entier, avec vinaigre distilé sur vne bonne quantité de Sandal blanc odorant, Melisse, Roses rouges, & Canelle: & finalement reduict en consistãce de poix liquide, ou peu plus duret.

2. Pour la pierre de Bezoar regale, j'entens de l'or fin qui soit reduict en forme Lapidee avec le Solvant balsamique des Philosophes, & reduicte en medecine vrayement & reallement bezoardique & cõfortative, qu'vn grain d'icelle puisse demeurer au parangon de six ou huict grains de bon Bezoar oriẽtal, ce qu'estãt besoing l'on peut faire apparoistre.

3. Que le Saffran soit pur & net, puis estant infusé dedans de l'eau de Limons selon qu'escrit Quercetanus, qu'on en sorte sa teincture, separant le solvant si doucement & avec si peu de chaleur qu'il est possible, afin que

que la plus subtile & noble substance du Saffran ne s'envole en l'air.

4. Au reste si je ne mets point en ce mien Laudane les magisteres de Gemmes pretieuses, du Corail, des Perles, ou autres choses cordiales d'avantage que je ne fay: la raison est que je trouue l'or susdit estre suffisant en place de toutes les autres que j'obmets, & puis pour autres esgards & rationelles considerations, que icy ne me convient pas de dire.

5. Quant à l'Ambre gris qui y entre, je n'ay jamais sçeu manifestement voir qu'elle aportat aucune nuisance ou alteration, aux femmes qui sont subjectes aux suffocations de la matrice, selon qu'aucun pourroit estimer: mais qui en seroit en doubte, pourroit toucher la pillulete qu'on en veut donner (en telles occasions) avec vn bien peu d'Huile de Carabe, devant que s'en servir.

Ceux cy donques sont les Laudanes, ou compositions Opiates qu'ay voulu annoter en ce Livre, lesquels sont tous bons, & excellents en leurs operations, combien qu'ilz different l'vn de l'autre en la composition ou addition des choses, car leur principale base est l'Opium, lequel entre autant en l'vn que en l'autre. Or que je n'aye point escrit la maniere de les preparer si ample & ouuerte, en telle sorte qu'vn chacun lisant puisse consequement en estre inconunent maistre. A cela je respond, que je l'ay fait pour garder le droit à ceux à qui il apartient en ce particulier cuſier (ſçavoir eſt) à gens d'entendement, ſçavoir & experience en l'art de la medecine: car combien que mon deſir ſoit de faire entendre à chaſque perſonne qui lira ce Traicte les vtilitez que peuuent apporter tels medicaments, ſi n'eſt-il pas pourtãt mon intention de donner occaſion à maintes preſumptueuſes perſonnes, qui temerairement ſans aucuns fondements, autre que leur propre gain, faiſant profeſsion de Medecins, de vouloir mettre leur main à l'œuure d'vne choſe de ſi grande conſideration & importance comme eſt le Laudane. C'eſt la raiſon pourquoy auſsi je veux admoneſter ou conſeiller à quiconque aime ſa vie & ſa ſanté, plus que l'eſpargne de quelques petits deniers, qu'ilz ne prennent de ce medicament de la main d'vn chacun pour en vſer, ains que de ceux qui en ont bõne cognoiſſance, & qui le diſpẽſent avec fidelité, ne ſe ſervãt d'vn *quid* pro *quo*, ainſi qu'aucuns Mercenaires indignes pourroient faire, cerchant ſeulement leur profit & non point le bien des malades.

Au reſte je n'ignore pas que l'on treuue quelques Spagyriens, leſquels ſe vantent de poſſeder quelques Laudanes ou excellents medicaments Anodyns ſans Opium : les vns diſants de pouuoir faire vn Laudane, avec la permixtion de quelques choſes cordiales tãt ſeulement, & les autres faiſant à croire qu'ilz poſſedent vn certain Soulphre embryoné du vitriol, qui eſt vn medicament Somnifere & Anodyn

Anodyn tres-precieux : Mais ce ne sont que de vaines vanteries ; veu que sans Opium, ou bien autres choses qui ayent semblables facultés qu'il a, l'on ne peut preparer aucun general, vray, & seur Anodyn. Or je ne nye point que par la permixtion de quelques choses differentes l'vne de l'autre en goust, odeur, & naturel, l'on ne puisse sortir quelque forme de Laudane, attendu que moy mesme je sçay preparer vn tel medicament, avec la Noix Muscade, Macis, Myrrha, Saffran, Ambra, Mosc, Eau de vie, Quinte essence de Soulphre &c. sans nul Opium, que seulement en l'odorant il provoque le someil, & aussi estant administré fait cesser diverses douleurs : toutefois si n'est-il pas tant general & bon Anodyn, qu'il puisse estre accomparé au Laudane fait d'Opium, & si il l'estoit, sans doubte aussi que l'on en pourroit faire le mesme scrupule que l'on faict du Laudane faict avec l'Opium : car si l'Opium peut nuire aux corps à cause de sa faculté somnifere naturelle, autant le pourroit faire vn Aromate cordial, lequel par l'art auroit acquis la mesme faculté. Touchãt puis au Soulphre Anodyn susdit, quoy que Paracelsus en dise merueilles en son premier Livre de *Rebus nat*. au septiesme chap. où il discourt de divers Soulphres mineraux, si est ce que je diray avec Crollius, n'avoir jamais veu vn tel medicament : car ayant aussi labouré sur le vitriol long temps, je n'ay peu perçevoir qu'il y ayt vne substance en luy, qui

opere

opere comme peut faire l'Opium, ce que j'ay clairement demóstré en mon Traicte intitulé *Anatomia Vitrioli*, lequel ay mis en lumiere il y a cinq ans. Pour tant ceux là se trompent, lesquels par le moyē de la precipitation avec du Sal Tartari, par ebullition en vn pot de fer, ou par le moyen de sublimation, separent du vitriol vne pouldre verdastre, & la nomment *Sulphur, Embryonatum vitrioli*, laquelle estant mise à l'espreuue de *Vulcanus*, on descouure que ce n'est que du cuivre, & mesmes estant administree altere l'estomac, & provoque plutost le vomissement, que de conforter & provoquer naturellement le someil. Il fault donques, que Paracelsus aye entendu cest affaire d'vn autre maniere qu'il ne nous a declaré. Voyla pourquoy ne debuant mespriser & vilipender le certain, pour l'incertain, nous nous debuons contenter d'user des Laudanes susdits, ou leurs semblables, avec action de graces envers l'Autheur de touts biens, sans nous laisser esbloüir l'entendemēt par aucune vaine vanterie ou propres fantasies d'autruy.

CHAP. IX.

Concernant les vertus & vsage tant en general qu'en particulier des Laudanes Opiates.

AYant escrit la maniere de bien preparer l'Opium, & reduire en compositions excellentes appelees Laudanes. Ores il fault en deen declairer leurs vertus & vſage, pour advertiſsement ou addreſſe à ceux qui pourroient en avoir de beſoing.

Les proprietés de chaque Laudane qui eſt bien preparé & corrigé ainſi que deſſus eſt dit, ſont ſix principales.

1. La premiere eſt de faire ceſſer toutes douleurs internes, procedantes de quelque cauſe que ce ſoit, en tout temps, à toutes perſonnes ſans nulle exception de complexion, temperement, aage, ou conſtitution de corps: bien entendu ayant prins eſgard à ſa doſe & les autres circumſtances qu'y ſont requiſes pour s'en vouloir bien ſervir.

2. De provoquer le ſomeil à ceux qui à cauſe de quelque maladie corporelle, ou alteration d'eſprit en ſont diſtituéz, eſquels il fait ſon operation ſans leur aſſoupir le ſans, debilliter les membres, conſtiper le corps, ou produire en eux quelqu'autre mauuais accident, comme ordinairement produiſent divers autres Somniferes de naturel froids ou mal preparés.

3. De faire arreſter les vehementes, ſubtiles, & mordicantes, defluxions catharreuſes qui tombent du cerueau ſur les parties inferieures, les incraſſant peu à peu, roborant le cerueau, & reprimant les vapeurs groſsieres, qui montans de l'eſtomac en hault, ſont ordinairement cauſe deſdites defluxions.

4. De arreſter naturellement les hæmorragies, flux dyſenteriq; profluues menſtruels,

comme aufsi la Diarhæe & flux de ventre, procedantes par grande intemperance de chaleur interne, ou quelque humeur acre & picquante.

5. De confommer toutes ardeurs fiebvriles & chaleur preternaturelle procedante de quelque vlcere, ou par la fermentation de l'humeur Bilieufe ou autres matieres caustiques & venimeufes.

6. De roborer les entrailles, & tous les conduits qui font trop relachez & rendus debiles,& leur vertu retentrice imbecille, à caufe de quelque longue maladie, ou pour avoir trop vfé de purgatifs.

En particulier l'on fe fert du Laudane avec heureux fucces és maladies qui s'enfuivent.

1. Contre la douleur de Tefte : comme migraine inveteree, cephalalgie ou autre efpece de douleur excefsive : ayant efgard que l'eftomac foit net des humeurs grofsieres & corrompuës. L'on en baille vne petite pillulete au malade le foir en allant dormir, deux heures apres le repas, avec vne cueilliere pleine d'eau de marjolaine, de Betoine ou fon Syrop, ou autre liqueur cephalique, felon que le Medecin trouue eftre bon, ou autrement l'on s'en peut fervir avec de la cervoife ou bouillon, ou bien l'avaler ainfi feiche, & cecy fe continue tant que l'on void eftre befoing, fçavoir

ſçavoir eſt, quand la douleur eſt tellement domptee, qu'elle n'a plus beſoing du ſecours du Laudano, lequel ordre il fault obſerver en toutes les autres maladies eſquelles on en vſe.

2. Contre les ſubtiles deſluxions catharreuſes, qui tombent du cerueau ſur les yeux, ſur les dents, és organes de l'ouïe, ou ſur les parties inferieures, côme Poulmôs, Poictrine, Eſtomac &c. l'on vſe du Laudane comme cy deſſus: entretenant la teſte du malade, ny trop chaude, ny trop froide, & le gardant de boire du vin, biere trop vieille ou autre fort brevage; comme auſsi, de ne manger Mouſtarde, Aulx, Oignons, Eſpices en general, ou autres choſes par trop alterantes & qui irritent la defluxion d'avantage. S'il eſt beſoing de laxer le corps, il ne fault vſer d'autres purgations, que de l'Aloë lavee en eau de Roſes, & condenſee avec du ſuc d'icelles, Rheubarbe, Manna, Syrop Roſat, ou ce qui eſt mieux, par le moyen de quelque clyſtere. Car touts autres remedes purgatifs alterants & attractifs ſont fort dangereux en tels accidents.

3. Contre la douleur és oreilles, avec bruit & tinnitees flatulents, ſoit à cauſe de quelques vents enclos dedans le cerueau, ou biê à cauſe de quelques vapeurs môtâtes de l'eſtomac en hault: Il fault prendre ce medicament avec de l'eau de Fenouil, de Sauge, ou vn peu de vin blâc, le ſoir côme deſſus eſt dit.

4. Contre l'Epilepſie aëreuſe (je parle aux naturaliſtes) qui paroxiſme avec vne

 grande

grande ebullition du sang, causãt hæmorragie au patient, & luy laissant douleur de teste. On administre le Laudane avec eau de Peonia, de fleurs de Papaver sauuage ou autre liqueur apropriee, devant ou apres le paroxysme, & leur en donne on chasque quartier de la Lune vne fois, au matin devant la levee du Soleil, leur faisant vser d'vne diete convenable, & leur diminuant le sang en vray temps & opportunité.

5. Contre la douleur des dents, causee par quelque chaude & subtile defluxion, l'on dissout vn peu de Laudane dedãs du vinaigre, puis le malade en prend quelques goutes par fois en la bouche, & peu de tẽps apres le crache dehors, & en reprend de l'autre tant que la douleur soit cessé.

6. A ceux qui ne peuuent dormir, pour quelque cause que ce soit, on leur baille le Laudane avec vne cueilliere pleine d'eau d'Hypericon ou de Melisse, deux ou trois fois la sepmaine, tant que l'on voit estre besoing.

7. A ceux qui ont quelque grand flux de sang par le nez ou par la bouche : aprés avoir jugé la cause d'où cela procede, pour afin d'vser de la saignee, ou ventouses pour faire revulsion du sang estant de besoing : ne cessant ledit flux, il fault administrer du Laudane au patient tout à l'instant avec de l'eau de Plantain, Bursa Pastoris, de tormentille ou (qui est la meilleure) avec de l'Aqua Spermatis Ranarum, distillee per descensum, & for-

gant

tãt le ſang du nez y mettre du couton moüille dedans le Laudane deſtrempe en ceſte meſme eau, comme auſsi appliquer des eſtoupades trempees en icelle ſur le front, ce que faiſant l'on verra le flux bien toſt s'arreſter. Si le patient a perdu deſia beaucoup de ſang, ou eſtant vne perſonne qui n'en eſt pas abondãt, l'on doit laiſſer la ſaingnee & recourir incontinent à ce remede.

8. Ceux qui vommiſſent par trop, & qui ne peuuent ſupporter nulle viande en l'eſtomac : ſi cela procede de quelques matieres peccantes amaſſees en ceſt endroit : il fault faire expulſion deſdites matieres par vn emunctoire à ce plus convenable, c'eſt à dire, par en hault ou par embas, ſelon qu'on voit eſtre vtile. Ou ſi le vomiſſement procede par redondance de quelques vents ou vapeurs encloſes és hypochondres à cauſe de quelque obſtructiõ des Reins (ainſi que ſouuẽt arrive) ou bien par l'obſtruction de quelqu'autre partie: En tel cas l'on doibt ouurir ces obſtructiõs avec des bons diüretiques, diaphoretiques & autres medicaments convenables. Autrement ſi le vomiſſement procede de debilité particuliere de l'eſtomac, de quelque vlcere, ou autre cauſe que les ſuſnommees: l'on adminiſtre en tel cas le Laudane avec Syrop de Coins, ou de Betoine, le repetant autant de fois qu'on void eſtre expedient.

9. Contre les Fiebvres ardentes, malignes, & peſtilentieles : apres avoir vſé des

vomitoires, Bezoardiques & autres remedes pour diminuer les humeurs & le sang estant besoing : l'on donne le Laudane au malade avec eau de Chardon benit, de Veronica, de Chelidonia ou autres semblables, car en tels cas il precipite & consomme les vapeurs venimeuses, lesquelles s'eslevant du centre au cerueau, causent delire, fureur, phrenesie & autres divers dangereux accidents, ausquels on peut prevenir par ce moyen, lequel fait aussi cesser l'extreme chaleur fiebvrile, conforte le corps, & recrée l'esprit.

10. Es Fiebvres intermitêtes; apres avoir diminüé les humeurs peccantes grossieres, par vomitoires ou dejectoires aproprież : & les humeurs subtiles & sereuses, par des Diaphoretiques à cela convenables, comme aussi donné respiration à l'Astre du feu Microcosmique, par la Phlebotomie si necessité le requiert : lors ne cessant point les Fiebvres l'on peut venir à l'vsage du Laudane, l'administrât avec eau de Centauree, Chardon benit, Pilo-selle ou autres eaux anti-fiebvriles, vne heure ou deux devant le paroxisme : ainsi faisant par deux ou trois fois, j'ay veu par ce moyen des febricitants estre gueris lesquels estoient abandonnez de tout autre remede : toutefois je ne veux pas dire que ce soit vn infaillible remede en tous, car les fiebvres intermittentes sont telles, qu'elles donnent bien souvent à penser jusques aux plus sages Medecins du monde, se mocquant comme d'eux & de leurs remedes.

11. Contre

11. Contre la Colique & toutes torsions du ventre, en prenant garde que le ventre soit tenu libre par medicaments laxatifs ou clysteres, s'il est besoing : on baille le Laudane avec vne cueilliere de bon vin blanc : Mais estant la douleur insupportable, l'on ne doibt avoir esgard à autres remedes, ains en vser au commencement; & la douleur estant cessee, le Medecin peut alors proceder plus oultre en la cure, pour remouuoir la cause peccante s'il s'en presente l'occasion.

12. En l'extreme douleur & tranchees qui viennent dedans les petits intestins, appellee *Passion Iliaque*, ou *Miserere mei*; il fault bailler le Laudane avec huile d'Amandes douces, ou mucillage de semence de Coings.

13. Contre les douleurs de la Matrice, on baille le Laudane avec eau de chamomille ou d'Arthemisia : mais si ces douleurs procedoyent particulierement par retention des menstrues, l'on doibt tascher de les faire cesser, en ostant la cause, sçavoir est, en les leur provoquant avec des remedes qui sont à cela convenables : toutefois estant la douleur insupportable, l'on peut vser du Laudane, car il fait cesser toutes douleurs, consomme toutes vapeurs malignes qui montent au cerueau & causent aux Femmes privation des sens, strangulation, paroxismes epileptiques &c. sans qu'il porte prejudice à l'expulsion de la cause, laquelle le Medecin peut mieux dompter, quand ces symptomes sont arresteés.

14. Quand vne Femme eſt accouchée d'enfant, & que les douleurs qui ſuivent la delivrance ſont inſupportables, luy cauſent perte du ſommeil, deliration, fiebure ardente & grande debilité: en tel cas le Laudane eſt le plus ſouverain remede que l'on ſçauroit trouver : comme auſsi il eſt excellent pour faire ceſſer la trop grande vuidange de ſang apres l'enfantement, leur en baillant vne petite pillutete ainſi qu'a eſté dit.

15. Es fluxions des menſtrues qui ſont dangereuſes, l'on vſe du Laudane deux ou trois fois ſelon le beſoing : & cela les fait arreſter ſeurement, moyennant que la Patiente obſerve le repos & vne diete convenable, & ſe garde d'ire ou autre eſmotiō alterāte le ſang. I'en ay guery diverſes leſquelles avoyēt preſque perdu tout leur ſang (comme on dit) leur baillant le Laudane, & puis prenant ſoing de reſtaurer nature avec des viandes cōvenables, & conforter le cœur, leur faiſant prendre du magiſtere de Corail, de Perles, Elixir cordial, autrement appellé l'Or potable des Philoſophes.

16. Es Dyſenteries, comme auſsi és grands flux de ventre ſans ſang : ayant premierement evacué la matiere peccante, avec Rheubarbe ou autres remedes convenables, ſelon la difference de la matiere & de la partie qui la contient, on vſe le Laudane avec le Syrop de Coins, vne, deux ou trois fois tant qu'il eſt beſoing, n'obmettant pas pourtant

la ſaignee

la ſaignee s'il eſt expedient, comme auſsi les remedes externes, ſçavoir eſt, onctions ou emplaſtres à ce convenables.

17. A ceux qui ayant prins quelque purgatif, ſont ſaiſis de quelque vehement flux de ventre qui leur peut cauſer danger de vie, ainſi qu'on en a veu maints exemples: on leur baille le Laudane avec vne cueillieree de vin rouge, vne ou deux fois juſques à ce que le flux eſt arreſté.

18. Es grandes douleurs de Reins qu'on appelle Nephritis, cõme auſsi quand l'Vrine diſtille goute à goute, eſtant bruſlante & mordante par les conduits où elle paſſe, ainſi que ſeroit de la forte lexive, on baille le Laudane meſlé avec vn peu de conſerve de Roſes, ou bien vn peu de Syrop violat.

19. L'on ſe peut ſervir auſsi du Laudane és perſonnes calculeuſes quant ilz ſont travaillez d'extreme douleur; leur faiſant premierement appliquer quelque Clyſtere emollient & carminatif en cas qu'ilz ſoient conſtipés: on le leur baille avec Hydromel ou Syrop de glycyrrhize.

20. A ceux qui ont grande douleur à cauſe de quelque rupture inteſtinale, on leur baille le Laudane avec vne cueillieree de bon vin, leur oignãt le dehors avec vn peu d'huile de noix Muſcate, & les faiſant tenir chaudement.

21. Contre la douleur des jointures, cõme Podagra, Chyragra, Gonagra, Sciatica &c.

 conjoin-

conjoincte avec inflammation, & quant la matiere peccante est venteuse & inconstante, s'en allant d'vne partie en l'autre : en tel cas pour faire cesser la douleur, digerer la matiere & la rendre dense que l'on la puisse expeller par medicaments purgatifs, ou que nature mesme la consomme par insensible transpiration : le Laudane est vrayement digne de loüange quand il est donné de la main d'vn expert Medecin, sçavoir est, avec raison, entendement, & vray temps. Au contraire en telles occurrences quand la matiere est si vagante, les purgatifs l'irritent d'avantage, & causant inanition des parties, sont cause qu'elles s'estend avec plus grande vehemẽce, & afflige les malades plus qu'auparavant : ce que je dy pour advis. Es Arthritiques ausquels la matiere peccante n'est pas vagante, ains adhere & demeure constante, qui ont non seulement douleur, mais aussi fievre ardente & debilitation avec perte du naturel repos ; il fault se servir du Laudane à cause de ces symptomes pour les arrester, & puis apres avec meilleur succes l'on peut vser des purgatifs convenients pour diminuer la cause, lesquels estant autrement vsurpez durant lesdits accidents, en causent divers autres de plus grand importance, car les purgatifs alterants comme sont ceux qui doibuent atirer les matieres peccantes hors des joinctures, veulent estre administrés quand la nature est en son repos, & non point divexee par les douleurs debile & basse.

22. A vne perſonne bleſſee qui eſt aſſailli de fievre ardente, inquietude, hæmorrhagie, ou autres accidents, dont la playe eſt irritee & en danger de gangrener : en telle occaſion le Chirurgien eſt vrayement digne de grand honneur qui ſe ſçait ſervir du Laudane, pour les bons ſucces qui s'en enſuiuent.

23. Si vne perſonne eſtant affiigee de grande & inſupportable douleur à cauſe de quelques vieux vlceres aux jambes, bras, ou autres parties du corps, ainſi que ſouuent arrive; luy baillant le Laudane le ſoir deux heures apres ſoupper, infailliblement cela luy fait ceſſer la douleur. I'ay vne fois en Suiſſe eu vn certain Payſan entre les mains, aagé d'environ notante ans, qui avoit deux grands vlceres aux jambes, qu'il avoit porté quinze annees durant, leſquelles lors luy cauſoient ſi grande douleur qu'il ne pouuoit repoſer, ny jour, ny nuict, tellement que ce fut la cauſe qu'il m'envoya querir, afin que je luy baillaſſe quelque remede pour le ſoulager de ladite douleur : or luy ayant cómencé à adminiſtrer le Laudane, incontinét il recouura ſon naturel repos, & en peu de temps apres il pouuoit ſortir de la maiſon pour s'aller pourmener par le village, ce qu'il n'avoit peu faire long temps paravant : & par le moyen du Laudane il s'entretint ainſi ſans douleur vn an & demy, au bout duquel il mourut de vieilleſſe, les vlceres demeurants touſiours beaux & nets ſans ſe conſolider, n'vſant externemét d'autre choſe

chose, que d'vn linge moüillé dedans l'eau de Persicaria maculosa vistement appliqué, ce qu'il faisoit par mon conseil.

24. Finalement quand vne personne est affligé par quelque maladie que ce soit: ayãt vsé de tous les remedes ordinaires que l'on sçauroit nommer, pour oster la cause de son mal, ne pouuant par iceux estre guery demeure plein de douleurs, langueurs, veilles, & martyres continuels ou remissifs, dont l'humide radical se consomme soudainement la chaleur naturelle, s'esteint &c. en ce cas le Laudane merite à bon droit d'estre appellé le sufrage des languissants, car il leur fait cesser les douleurs, corrobore le visceres, entretient la chaleur naturelle, & produit miracles de nature par dessus ce, que ceux qui n'en ont experience ne pourroient croyre: car j'ay observé maints exemples dignes d'estre remarqués, sçavoir est, que ayant discretement administré vn peu de Laudane, mesmes en quelques personnes estants és agonies de la mort saisis d'insupportables douleurs & martyre, ilz avoyent tel soulagement & relache, que puis apres d'vn sens plus rassis se recommãdoient à Dieu, donnoyent ordre à leurs affaires en ce monde, & puis rendoyent l'esprit entre le mains du Seigneur, avec bon propos, grande joye, & edification de ceux qui leur estoyent à l'entour: mais le cõtraire est maintes fois arrivé & arrive par faute d'vn tel remede, en la place duquel nul autre peut suppleer ainsi

pleer ainsi que l'experiēce nous demonstre, ce qui doibt inciter chasque Medecin qui ne le cognoist à l'apprendre, pour s'aquiter tant mieux de sa charge devant Dieu & envers son prochain; car il n'y a raison, opinion particuliere, ny dispute quelconque qui doibve prevaloir contre la charité, par le moyen de laquelle le monde entier subsiste, & sur laquelle sont fondees toutes bonnes sciences & arts, & quand nous manquerons en nostre devoir, negligeāt de perscruter & procurer les choses bonnes pour le soulagement des malades, soiēt qu'elles ayent esté inventees ou trouvees par des personnes Payennes ou Chrestiennes des anciens ou modernes; Galien ou Paracelse ou autres Autheurs desquels nous faisons des oracles, ne pourront nous rendre excusables devant l'Eternel scrutateur des cœurs & des pensees. Car estant l'experience le grand livre fondamētal des Medecins, qui nous est journellement leu par la lumiere de nature, nous debvons assiduellement tacher non seulemēt de l'entendre, mais observer aussi ses mouuements & directions, puis que comme dit aussi Paracelsus; tous les moyens ou remedes qui guerissent naturellement les maladies, sont les vrays bons canons & reigles de la Medecine: ce que je veux estre dit avec toute exception convenable, donnant à la raison ce qui luy appartiēt, & attribuans aux Autheurs l'honneur qui leur est deub.

Cautions

Cautions & advertissements pour bien vser du Laudane.

NOus debvons tous sçavoir qu'il n'y a chose aucune au monde si bonne puisse elle estre pour la medecine, qu'il n'y soit requis du jugemēt & de la discretion pour s'en vouloir servir bien à propos: voyla pourquoy j'ay voulu encore donner cest advertissement concernant l'vsage du Laudane.

1. Quoy que cy dessus a esté ordonné d'vser de ce medicament en chaque maladie avec divers vehicules: toutefois il peut arriver quelque particuliere rencontre, que en l'vn ou en l'autre, les eaux distillees ou les Syrops cy dessus proposez, ne pourroient leur estre convenables, tant à raison de leurs qualités, odeurs, goust, que autre propriete particuliere, antipatizante au malade, dequoy nous avons veu divers exemples, comme les vns ne pouuant endurer l'odeur ou goust des Roses, d'autres le goust des Coings, les vns aymant la douceur, les autres ne la pouuāt supporter, en aucuns les eaux des herbes distillees estant bonnes, & en d'autres leur causant nausee & autres accidents, & par ainsi qu'il faut que le Medecin aye esgard à toutes ces choses. A raison dequoy, craignant semblables rencontres, il vault mieux d'administrer le Laudane avec du Vin, de la Bierre, Boüillon de Poulle ou autre vehicule qui soit famillier à la nature du ma-

du malade, à quoy nous debvons bien avoir esgard.

2. Il ne fault donner du Laudane deux fois le jour; si ce n'est en grande extremité de douleurs, il suffit vne fois seulement: ny aussi l'on ne doibt exceder ordinairement le pois de trois ou quatre grains par fois, combien que en personnes fort robustes l'on en peut donner jusqu'à six grains: Il fault l'administrer le soir deux heures apres avoir mangé, si ce n'est que l'opportunité grande se presente pour le donner à quelqu'autre heure du jour, car en tel cas la necessité n'a point de loy comme on dit.

3. Aussi doibt on avoir esgard que le ventre soit libre des excrements cibaires, ce que on doibt procureur avec quelque petit laxatif, clysteres emolients ou suppositoires: mais en personnes maigres, debiles, & qui mangent fort peu, estants extenues, pleins d'ardeurs, distituez de suc & humidité necessaire, ayans toutesfois les veines pleines de sang, il y fault proceder discretement: car tels ont plus besoing qu'on aye esgard à mitiguer leur ardeur, & à les humecter, que non point à les desseicher d'avantage, les purgeant plus qu'ilz n'ont d'excrements, car par ce moyen l'humeur diminuant, la chaleur croist d'avantage, & par ainsi consomment jusques à la mort; ce qui est dit pour advis.

4. Aux Asthmatiques qui ont la poictrine & les organes des Poulmõs pleins de quelque

maticre visqueuse & adherente: il fault se garder de leur bailler du Laudane: car en telle occasion il fault vser des remedes qui amolissent & abstergẽt ladite matiere, ce que le Laudane ne peut faire, estant vne medecine roborante & mediocrement incrassante.

5. Le Laudane ne convient point aux Hydropiques, qui pour la grande quantité d'eau qu'ilz ont dedans le corps, ont difficulté de respirer, & n'osent dormir gisants de peur de suffocquer : mais leur ayant faict evacuer l'eau, desopilé le foye & les autres parties par convenables remedes, & delivrés des susdites symptomes; lors on leur en peut donner pour roborer les visceres, deffendre le corps des subtiles defluxions, & parachever l'entiere guerison.

6. Finalement le Laudane ne convient aussi aux personnes qui ont l'estomac plein d'humeurs grossieres, lesquelles doibvent estre evacuees avec des vomitoires ou cathartiques, ny ausi aux verolez ausquels il fault oster leurs symptomes levant la cause d'icelles avec des remedes convenables. Bref entre autres, on ne doibt pas entreprendre de curer avec le Laudane aucunes maladies qui doibvent necessairement estre mitiguees, ou curees par le moyen des Vomitoires, Cathartiques, Sudoriferes, Diuretiques, Alexitaires, Vulneraires, Phlebotomie, Dieté ou par autres remedes: & au contraire celles qui doibvent necessairement estre curees par le Laudane,

dane, il ne fault pas essayer de le faire avec les autres remedes : car chasque reigle medecinale, & chasque section des medicaments a soubs soy ses propres maladies, pour les cures desquelles ils sont appropriez, quoy que maintes fois l'on en vse meslez l'vn avec l'autre selon l'opportunité qui se peut presenter, à cause que maintes fois il y a deux ou trois maladies en vn corps, ou bien par la variation des symptomes & effects qu'vne seule maladie peut produire, dont tantost l'on peut trouuer convenable vn medicamēt & tantost l'autre. Voyla pourquoy je ne propose point le Laudane comme vne Panacee.

CHAP. X.

Confutant trois erronees objections, qu'on pourroit proposer contre l'vsage du Laudane.

IL y a environ huict ans, que me trouuant en consultation avec certains Medecins, pour vn homme qui ayant gardé vn flux de ventre l'espace de quatre sepmaines & qui duroit encore, accompagné d'vne fiebvre continuë, privé du naturel repos, & plein de grandes douleurs de ventre, nonobstant grande quantité de remedes desquels il avoit desia vsé, estoit venu fort debile & extenué. Venant donc à mon tour de parler, & ayant proposé l'vsage du Laudane, l'on me le rebuta avec ces trois suivãtes objections, qui toutesfois n'estoient suffisantes de renverser mon opinion. Or afin de prevenir au mal par trop prejudiciable à quelque pauure Patient, à qui on ne vouldroit point faire vser du Laudane, tant en eut il besoing, alleguant ces mesmes raisons : I'ay bien voulu pour conclusion de ce Traicté les annoter en ce lieu, & les refuter en la forme qui s'en suit.

Objections.

1. PRemierement que le Laudane estant principalement composé d'Opium, retenant encore sa proprieté somnifere, que consequement aussi il peut suffocquer la chaleur naturelle, & assoupir tous les sens.

2. Veu que le Laudane incrasse & rend denses les humeurs subtiles, s'ensuit combien qu'il face cesser les douleurs, que puis apres il rend les causes des maladies malignes, permanantes, & incurables.

3. Que l'on a obseruvé, que quelques malades apres avoir prins du Laudane, sont morts peu d'heures apres, dont en consideratiõ de ce, que l'on se doibt abstenir d'ẽ user.

Responce.

1. IL me semble (touchãt à la premiere objection) que si ceux qui la pourroient proposer vouloient donner place à l'authorité des

des grands Medecins & à l'experiēce mesme, qui ensemble nous asseurent que l'Opium crud estant prins en petite quantité, ne suffoque point la chaleur naturelle, ny n'assoupit les sens, ainsi qu'avons desia prouvé au commencement de ce discours; ilz ne luy donneroient vn tel blasme. Mais posons le cas qu'vne tres-petite dose d'Opium crud produisit les effects susdits : si est-ce que estant privé de la superfluité de son soulphre narcotiq;,son acrominie corrigee,& puis mixtioné avec des choses Bezoardiques & Cordiales, comme en son lieu avons demonstré, on ne le doibt ny peut avec raison censurer comme estant encore crud. L'Opium donques qui entre és Laudanes estant ainsi alteré en sa forme & substances, vient pareillement à estre changé en ses vertus & operations, ce que nulle personne de bon jugement & expert és mysteres de nature osera nier. Et combien que le Laudane provoque le sommeil aux malades; l'experience nous mōstre tous les jours qu'il ne le fait pas suffoquant la chaleur naturelle: ains plustost la conservant lors qu'elle se cōsomme,& est en danger d'estre soudainement esteinte, à cause de la grande esmotion, des vehementes douleurs & veilles extraordinaires, par lesquelles elle est rudement agitée, cōme seroit vne Lampe ou Flambeau bruslant par la vehemence de quelque vent, qui cause consumption de l'huile & perte de sa lumiere plustost qu'elle ne fairoit estant contregardée de tel accident.

2. Pour la seconde objection. Tant s'en faut que le Laudane empire les causes des maladies à cause de sa mediocre faculte incrassante; que au contraire il prepare quelques matieres peccantes, & les rend plus aptes & faciles à estre expellées, ainsi que pour exéple avons dit cy dessus traictant de son vsage en la maladie des Gouttes. Mais n'est-ce pas aussi le conseil & intention des plus dignes Medecins du monde, que la preparation des humeurs avant que les purger cósiste en deux principales operations; sçavoir de subtilizer & rendre liquides celles qui sont trop visqueuses, crasses & adherantes; & d'incrasser mediocrement celles qui sont trop subtiles, virulentes, venteuses & vagantes par les membres? Or procedant la plus grand part des grandes douleurs & ardeurs internes, de quelque matiere resoluë, salse, acre ou picquante, qui excorie, inflamme & altere la partie, apres s'eslévant des malignes vapeurs, qui passent aux parties circumvoisines, ou bien par sympatie; produict diverses douleurs & autres mauuais accidents, ainsi que en pratiquant pres des malades pouuons voir. Quelle plus souveraine reigle sçauroit on en ce observer, sinon que par le moyen du Laudane incrasser ou digerer ladite humeur, sequestrãt & consommant les vapeurs susdites, en sorte que puis apres elles ne peuuent exercer leur malignité comme auparavant? & en

cas de

cas de superfluité, si elle est en quelque endroit convenable pour estre purgee, l'on peut alors le faire plus cautement & seurement, que quand elle estoit en l'estat susdit. Cecy ne vous est-il pas represété par divers vlceres externes? qui estans enflammez & distilants quelque subtile & corrosive humeur, causent de grandes douleurs, eslancements, & par communication la fiebvre aux Patients: que en tel cas pour oster tous ces accidents, le plus expedient remede est quelque Anodyn qui mitigue & tempere la chaleur non naturelle, & quant & quant mature & incrasse mediocrement l'humeur peccante, qui estoit si subtile & mordicāte, ce qu'ayant fait touts les symptomes cessent. Le Laudane donques, produisant par sa proprieté non seulement ces effects, mais aussi mondifiant, resistant à la putrefaction, consolidant comme vn Baulme, & confortāt les parties debilitees; peut par cousequēt oster ou esteindre la cause de maints mauuais symptomes: tāt s'en fault qu'il les empire & rēde incurables, car encore qu'il incrasse mediocrement, si ne fait il pas pourtant coaguler le sang, ou fixer les substances, qui sont de leur naturel propre liquides en pierre, ny coller ou restreindre les parties comme fairoit le Gypsum, que pour cela on le doibve blasmer en la maniere susdite.

3. Or qu'il ne puisse estre arrivé que que quelque malade soit mort en peu d'heures apres avoir prins du Laudane; c'est vne

 chose

chose que nous ne voulons point nier : mais que le Laudane ayt esté la cause de leur mort & que pourtant il en faille extirper son vsage; c'est la question qu'il nous fault resoudre. En premier lieu donques nous pouuons apperceuoir par les discours precedans, que le Laudane n'est pas vne chose venimeuse qui puisse causer la mort à ceux qui le prennent. Et que pourtant l'obseruation qu'on met icy en auāt d'aucuns qui sont morts, doibve prevaloir toute autre raison, mesprisant toutes attestations & experience concernāt les bons effects du Laudane: Ce seroit vne chose aussi absurde & brutale, que si l'ō vouloit dire; j'ay veu bailler quelques grains de pierre Bezoar, d'Vnicorne, Perles ou autre chose cordiale pretieuse à vn malade, lequel en peu d'heures apres mourut: Ergo cela a esté la cause de sa mort, & partant il fault se garder d'en vser : Ou bien j'ay veu appliquer vn Clystere à vn malade, lequel aussi mourut; Ergo les Clysteres sont remedes dangereux, il n'en fault donc point vser, ainsi que maintes simples personnes ont accoustumé d'argumenter. Tout de mesme & aussi absurde est, de vouloir tenir pour suspect le Laudane, à cause que quelcun en a prins & puis est mort: car combien qu'il fait principalement cesser les douleurs, & prouoque à dormir les malades ; si n'est-il pas dit qu'il puisse garder la personne de mourir, lors que par l'occulte Decret de Dieu son heure est venuë ; ce que ne peut non plus faire

faire nul autre remede. Le dormir & exemptions de douleurs sont choses necessaires tant aux sains que aux malades, la premiere distinctement, & l'autre sans nulle exception : mais que toutes deux servent tantost à entrenir la vie de l'homme & à la fortifier; & tantost elles n'y servent de rien ; cela ne vient pas de leur faulte, mais du default de nature qui ne les reçoit à bien & profit comme autre fois elle faisoit : ce qui nous est representé mesme par l'vsage du manger & boire & de toutes autres choses, appellees des Medecins nō naturelles, qui vne fois sōt profitables aux corps, & l'autre fois non, selon que nature en vse en bien ou en mal; & cependant en elles mesmes sont tousiours bonnes ; ains qui plus est, sans elles l'homme ne peut vivre. Nous pouuons nous representer la verité de cecy en prenant l'exemple d'vn homme lequel apres avoir veillé, & travaillé mediocrement, tant qu'il soit devenu somnolent & las, se met à dormir & reposer, puis estant esveillé retourne en sa vigeur, remis comme il estoit auparavant : mais si cest homme retourne à son labeur & redouble la veille, en sorte qu'il surpasse les limites de ses forces, & tant que les functions Vitales, Animales & Naturelles, viennent à se desbander & faire vne grandissime alteration en son corps, tout se tournant ce dessus dessous, tellement que cela vienne à causer vne maladie mortelle en luy : En tel cas retournant à dormir & reposer, pensant en reçevoir semblable ſecours qu'auparavant ; tant s'en fault que cela luy puiſſe plus ayder , que au contraire neceſſairement il luy conviendra payer ſon excez avec la vie meſme. Tout de meſme donques debvons nous juger d'vn malade, qui aura outre toutes limites veillé, enduré des extremes douleurs, demeuré ſans nourriture, & qui ſera tout debile & proche des agonies de la mort ; que venant puis à ſomeiller vn peu de ſoy meſme , ou par le moyen d'vn petit peu de Laudane ; ou ſi on luy baille vne cueillieree ou deux de quelque reſtaurante liqueur pour le nourir ; au lieu de recouurer la vie il meurt. Cela pourtant ne doibt pas eſtre imputé à ce qu'il a vn peu dormy, ou prins ladite liqueur, veu que le ſomeil & la nourriture ſont deux choſes neceſſaires pour entretenir la vie: mais pource que eſtant la mort en luy, ces choſes n'ont peu produire leurs bons effects, à l'intention deſquels ils eſtoient ordonnez, en nature. Cecy ſoit donques ſuffiſant pour confuter la troiſieſme objection ſuſdite à la deffence du Laudane qui eſt bien preparé, & quand on l'adminiſtre avec prudence; car ſi quelqu'vn ſe ſervant de l'Opium à la Turqueſque, du Iuſquiame, Mandragore, ou autre choſe Narcotique ainſi cruë ou mal preparee, & ſans correction, a commis ou cómet quelques faultes en ce qui concerne ceſt affaire , ce n'eſt pas mon intention de deffendre vn tel abus. Voulant donques les Medecins éviter de ſcandalizer les ſimples gens , &

qu'on

qu'on ne calomnie l'art, comme on dit, se servant du Laudane, ilz doibvent en vser de bon heure, des le commencement des maladies, quant il y a bon espoir de guerison, considerant que nous ne debvons seulement avoir esgard de purger, Phlebotomizer, præscrire Diete &c. à noz malades : mais aussi de les conforter & restaurer, advançant leur naturel repos, & faisant cesser leurs douleurs. Toutes fois se presentant l'occasion, nous ne debvõs laisser de secourir nostre prochain jusques au point de la mort, aux choses que nous pouvons & debvons, ainsi que nous vouldrions qu'il nous fut fait, & cela avec les exceptions & protestations convenables pour la raison susdite ; ce qui suffira pour la fin de ce present Traicté. Or je proteste à quiconque le lira, que en mes discours il n'y a nulle pretension d'injure ou calomnie contre l'honneur de ceux qui dignement font profession de Medecins ; mais j'ay voulu amplifier la cognoissance de ce medicament au benefice de plusieurs personnes qui l'ignorent, ainsi qu'ay dit en la preface, & quant & quant pour demonstrer l'estude & labeur que je prens, & la diligence que je mets pour m'enquerir des proprietez, preparation & vray vsage des choses principalement competantes & necessaires en la medecine, & consequement faire apparoistre, que ceux lesquels estant esmeus de leurs propres passions pourroiẽt dire le contraire de moy, se tromperont eux mesmes, &

desrogeront au plus noble nom qu'ilz portent, sçavoir est de Chrestiens, n'ayant pas esgard à detracter l'honneur d'autruy, pensant seulement par ce moyen d'augmenter le leur : ce que je veux estre dit avec toute modeste exception, ne pretendent de toucher le nom de l'vn plus que de l'autre, si ce n'est que leurs langues propres les accusent, dont se manifestant eux mesmes, n'auront occasion de m'en donner la coulpe: & par ainsi j'en remets mon droit à celuy lequel seul cognoist le cœur de hommes, & qui administre justice, equité, misericorde & grace sur toutes ses creatures, auquel soit la gloire eternellement.

FINIS.

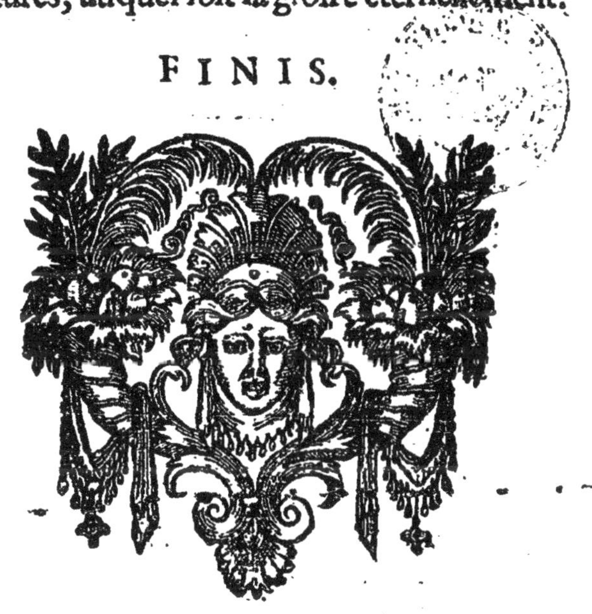

Fautes à corriger.

A*V tiltre ligne 9.* nul,nulle. *En la preface page 1.l.6.ostez* que.*p.2.l.9.*resta,restat *ibid.l.18.* & de son, & son.*p.5.l.4.* ouin,ouy. *p.6.l.25.* j'entend,j'entens.*p.7.l.19.apres* soupçon *ostez* c'est la cause pourquoy j'ay prins, *& y mettez*, j'ay esté d'advis de resoudre. *p.9. l.18. apres* generalement *adjoustez* dire. *p.12.l.18.* ou qu'ils,ou ils, *p.17.l.2.* grossemét, grossierement. *ibid.l.12.*qu'ils,qu'elles.

Au Traicté,p.6.l.26.ostez ledict Opium, *p.10.l.25.* si bié,aussi bien. *p.15.l.3.*ils en ont, ils ont.*p.22.l.5.* de l'vn,des vns.*p.26.l.2.ostez* de. *p.32.l.9.ostez* au. *ibid.l.28.* postules,pustules. *p.51.l.23.* baille,bailler. *p.54.l.2.* vistement,tiedement,*ceste faute n'est qu'en quelques exemplaires.*

***

www.ingramcontent.com/pod-product-compliance
Ingram Content Group UK Ltd.
Pitfield, Milton Keynes, MK11 3LW, UK
UKHW021224230726
13926UKWH00003B/1228

9 782016 170922